Dandekar

Mit Ayurveda
Hepatitis heilen

Mit Ayurveda Hepatitis heilen

Von Dr. med. Govin Dandekar

Mit 9 Abbildungen

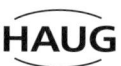

Karl F. Haug Verlag · Heidelberg

Die Deutsche Bibliothek - CIP-Einheitsaufnahme

Dandekar, Govin:
Mit Ayurveda Hepatitis heilen / von Govin Dandekar. - Heidelberg :
Haug, 1998
 ISBN 3-7760-1705-8

Die Ratschläge und Empfehlungen dieses Buches wurden von Autor und Verlag
nach bestem Wissen und Gewissen erarbeitet und sorgfältig geprüft. Dennoch
kann eine Garantie nicht übernommen werden. Eine Haftung des Autors, des Ver-
lages oder seiner Beauftragten für Personen-, Sach- oder Vermögensschäden ist
ausgeschlossen.

ISBN 3-7760-1705-8

Lektorat: Bettina Kurz
Umschlaggestaltung: WSP DESIGN, 69120 Heidelberg
Satz: Mitterweger Werksatz GmbH, 68723 Plankstadt
Druck und Verarbeitung: Wilhelm Röck Grafische Betriebe, 74189 Weinsberg

Inhalt

Einführung

Die Lebererkrankungen werden ihrer Bedeutung nach immer wichtiger und in ihrer Zahl immer mehr. Millionen von Menschen leiden an Leberkrankheiten.[1] Obwohl wir heute sehr viel mehr über die Lebererkrankungen wissen als vor einigen Jahrzehnten, ist unser therapeutisches Arsenal noch recht bescheiden. Um aus diesem therapeutischen Notstand herauszukommen, sucht man Alternativen.

Ayurveda, die klassische indische Medizin, bietet eine solche Möglichkeit. Ayurveda ist eine Erfahrungsheilkunde. Sie wird aber von der modernen Medizin nicht anerkannt, weil bisher die Therapien nicht nach modernen wissenschaftlichen Methoden kontrolliert wurden. Die Erfahrungen der indischen Ayurvedaärzte sind rein klinische Erfahrungen.

Um von der modernen Medizin akzeptiert zu werden, müßten diese Erfahrungen durch labortechnische und durch feingewebliche Untersuchungen überprüft und bewiesen werden. Leider fehlt es in Indien an Geld, denn diese Untersuchungen sind sehr teuer und damit jenseits der Möglichkeiten der indischen Ayurvedaärzte und ihrer Patienten. Die Erfahrungen von Generationen von Ärzten und Patienten zeigen aber, daß diese Therapien wirksam sind.

In Indien ist die moderne westliche Schulmedizin ebenfalls recht gut vertreten, aber im Falle von Leberkrankheiten gehen die Patienten zur Behandlung lieber zu einem Ayurvedaarzt. In Indien verwenden auch sehr viele Schulmediziner die Phytotherapeutika (Heilmittel aus Pflanzen, Pflanzenteilen oder deren Zubereitungen) der Ayurvedaärzte bei Lebererkrankungen.

Das Studium des Ayurveda dauert fünf Jahre und wird als gesonderter Studiengang an einer Universität absolviert. Die ayurvedische Therapie sollte immer von einem voll ausgebildeten Ayurvedaarzt durchgeführt werden; nur dann kann sie dem Kranken helfen.

Dieses Buch wendet sich in erster Linie an den Leberkranken; deswegen wurde es von zuviel wissenschaftlichem „Ballast" befreit und die schwer verständlichen Fakten vereinfacht dargestellt, damit der Betroffene es gut verstehen kann. Der an Hepatitis Erkrankte soll durch dieses Buch eine Möglichkeit für eine ergänzende Therapie finden.

Es ist kein umfassendes Buch über alle Leberleiden. Die gutartigen und bösartigen Tumoren der Leber, die verschiedenen degenerativen Krankheiten, die Leberbeteiligung bei anderen organischen Krankheiten wie Herzversagen, Zuckerkrankheit etc. sind ebenfalls wichtig, auch einige weitere Krankheiten wie die Eisen- und Kupferspeicherkrankheit sind kurz dargestellt. Die Absicht dieses Buches ist es aber, die virusbedingten Krankheiten der Leber ausführlich zu besprechen.

In diesem Buch werden hauptsächlich die ayurvedischen Therapien beschrieben, aber auch bewährte Therapien der europäischen Naturheilverfahren haben darin Eingang gefunden. Im Zentrum steht immer der Mensch und nicht ein Therapieverfahren wie z.B. Ayurveda. Da aber die ayurvedischen Therapien bei der Behandlung von Leberkrankheiten eine lange und erfolgreiche Tradition haben, sind sie hier in den Vordergrund gerückt.

Am Ende des Buches ist ein Glossar angefügt. Die Fachausdrücke und einige Begriffe aus dem Ayurveda sind hier noch einmal genauer beschrieben. Außerdem sind noch einige Adressen angegeben, die für den Leberkranken wichtig sind. Eine Liste der weiterführenden Literatur befindet sich ebenfalls im Anhang. Ein sehr leidiges Kapitel ist die Beschaffung der Medikamente; die gesetzlichen Bestimmungen sind sehr kompliziert; die vorhandenen Möglichkeiten werden aber angegeben.

Die Krankheiten der Leber und deren ayurvedische Therapie

Die Leber ist die größte Drüse in unserem Körper. Sie ist eines der wichtigsten Stoffwechselorgane. Im Altertum galt sie als Sitz der Seele und der Emotionen. Man deutete die Zukunft aus der Beschaffenheit der Leber von Opfertieren. Für die Medizin und die Ärzte aller Zeiten war die Leber immer von höchster Wichtigkeit.

Das Leben ist ein ewiger „Stoffwechsel": Wir nehmen Nahrung auf und geben sie als Energie wieder ab. Ohne Stoffwechsel kann Leben nicht existieren. Wir wissen heute sehr viel mehr als die Ärzte des Altertums; aber sowohl sie als auch die alten indischen Ayurvedaärzte wußten, daß die Leber ein Hauptsitz des Stoffwechsels ist. Die Ayurvedaärzte nannten die Bioenergie, die für den Stoffwechsel zuständig ist, *Pitta*. Die Leber war ein Sitz des *Pitta*.

In den alten und früheren Zeiten waren die Stoffwechselkrankheiten nicht so wichtig wie sie heute geworden sind. Früher waren Verletzungen, bakterielle Entzündungen, aber vor allem die Seuchen wie Tuberkulose, Diphterie, Typhus die großen Probleme der Medizin. Seit einigen Jahrzehnten sind diese Probleme weitgehend gelöst. Für unsere Zeit sind die Viruserkrankungen und die Stoffwechselkrankheiten die Hauptprobleme.

Durch die zunehmende Umweltverschmutzung, durch Luftverunreinigung, Insektizide, Pestizide, chemische Produkte, Abgase, Drogen, Alkohol und verfälschte Nahrungsmittel, Überernährung und fettreiche Ernährung hat die Belastung der Leber sehr stark zugenommen. Durch den Massentourismus ist außerdem die Infektionsmöglichkeit viel größer geworden.

Das Wissen über die Leberkrankheiten hat aber ebenso durch die verfeinerte Diagnostik, durch neuere und bessere Laboruntersuchungen enorm zugenommen. Noch vor wenigen Jahren wußten wir nur von einer „infektiösen Hepatitis". Heute kennen wir eine ganze Reihe von Viren, die eine Hepatitis verursachen. Auch das Krankheitsbild der Autoimmunhepatitis ist in vielen Bereichen klarer geworden. Unsere Therapiemöglichkeiten sind allerdings noch recht bescheiden und lassen durchaus zu wünschen übrig.

Die verschiedenen virusbedingten Leberentzündungen zeigen uns erst jetzt in vollem Ausmaß, welche große gesundheitliche und volkswirtschaftliche Bedeutung diese neue Seuche hat. Man war sich früher nicht der Schwere dieser Krankheitsbilder bewußt. Man glaubte, eine „Gelbsucht" sei nicht viel schlimmer als eine Grippe.

Erst seit kurzem wissen wir, daß die virusbedingten Leberentzündungen unterschiedliche Schweregrade haben:

▶ Die Hepatitis A ist nicht so schwerwiegend; sie heilt praktisch immer ohne große Therapie aus.

▶ Die Hepatitis B stellt ein globales Problem dar. Jährlich fallen dieser Krankheit etwa eine Million Menschen zum Opfer. Das entspricht zwei Prozent aller Todesfälle weltweit. Die Gesamtzahl der Virusträger wird auf 300 Millionen geschätzt.[1]

▶ Die Hepatitis C ist nicht minder gefährlich.

Während bei der Hepatitis B nur etwa zehn Prozent der Fälle im Erwachsenenalter chronisch werden, sind es bei der Hepatitis C 60 bis 80 Prozent![2] Im Laufe der Zeit kommt es dann zur Leberzirrhose (Verhärtung), in einem Teil der Fälle auch zur bösartigen Entartung, dem Leberkrebs.

Andere Leberentzündungen kommen als Autoimmunkrankheiten vor. Bei dieser Krankheit richtet sich unser Immunsystem gegen unser eigenes Körpergewebe und greift es an.

Wieder andere Leberkrankheiten entstehen durch eine Entzündung, die die Gallengänge zerstört.

Verschiedene Stoffwechselkrankheiten haben ebenfalls ihren Ursprung in der Leber.

Die Lebererkrankungen müssen nicht immer mit Gelbsucht und Oberbauchschmerzen einhergehen. Eine chronische Lebererkrankung kann ohne starke Schmerzen oder Gelbsucht verlaufen und dabei bereits die Leber zerstören. Die Krankheit wird dann erst diagnostiziert, wenn es zu Bauchwassersucht oder Stoffwechselzusammenbruch kommt.

Das Wissen über Therapiemöglichkeiten ist leider nicht so groß wie unser Wissen über die Leberkrankheiten. Für die virale Hepatitis gibt es bisher nur ein einziges anerkanntes Heilmittel: das Interferon-alpha. Dieses Mittel muß gespritzt werden, es ist recht teuer und hat gravierende Nebenwirkungen. Außerdem eignet es sich nicht für alle Hepatitiskranke. Trotzdem ist dieses Mittel ein echter Fortschritt in der Therapie der chronischen Hepatitis B und C, wenn man die Folgen dieser Erkrankung bedenkt.

Eine Möglichkeit, die Leberentzündungen zu behandeln, bietet die altindische Ayurvedamedizin. Diese Therapiemöglichkeit kann sowohl ergänzend als auch alternativ angewendet werden. Sie versucht, die körpereigene Abwehrkraft so zu stärken, daß der Körper selbst mit dem Virus fertig wird. Die moderne, schulmedizinische Therapie versucht dagegen, den Virus abzutöten. Die ayurvedische Lebertherapie ist nicht nur für die Virushepatitiden gedacht, sie kann – da sie ja mit der Abwehrkraft des Körpers heilt – auch für alle anderen Lebererkrankungen, richtig modifiziert, angewendet werden. Im folgenden soll aber hauptsächlich von den virusbedingten Hepatitiden und der Autoimmunhepatitis die Rede sein, da sie den größten Anteil der Lebererkrankungen ausmachen.

In diesem Buch wurde der größte Wert darauf gelegt, die Zusammenhänge dem Laien und kranken Patienten klar zu machen; deswegen wurde an manchen Stellen bewußt auf ausführliche wissenschaftliche Fakten verzichtet. Für den interessierten Leser sind Literaturhinweise angegeben, mit deren Hilfe er sein Wissen vertiefen kann.

Unsere Leber

Die Leber wiegt ca. eineinhalb Kilogramm und liegt im rechten Oberbauch. Durch den knöchernen Rippenbogen ist sie sehr gut geschützt. Sie wird mit zu den Bauchorganen gerechnet. Im normalen Zustand kann man den unteren Leberrand unterhalb des rechten Rippenbogens abtasten. Die Oberseite der Leber ist vom Bauchfell bedeckt. Darüber spannt sich das Zwerchfell. Auf der Unterseite der Leber befindet sich das „Tor zur Leber" oder die

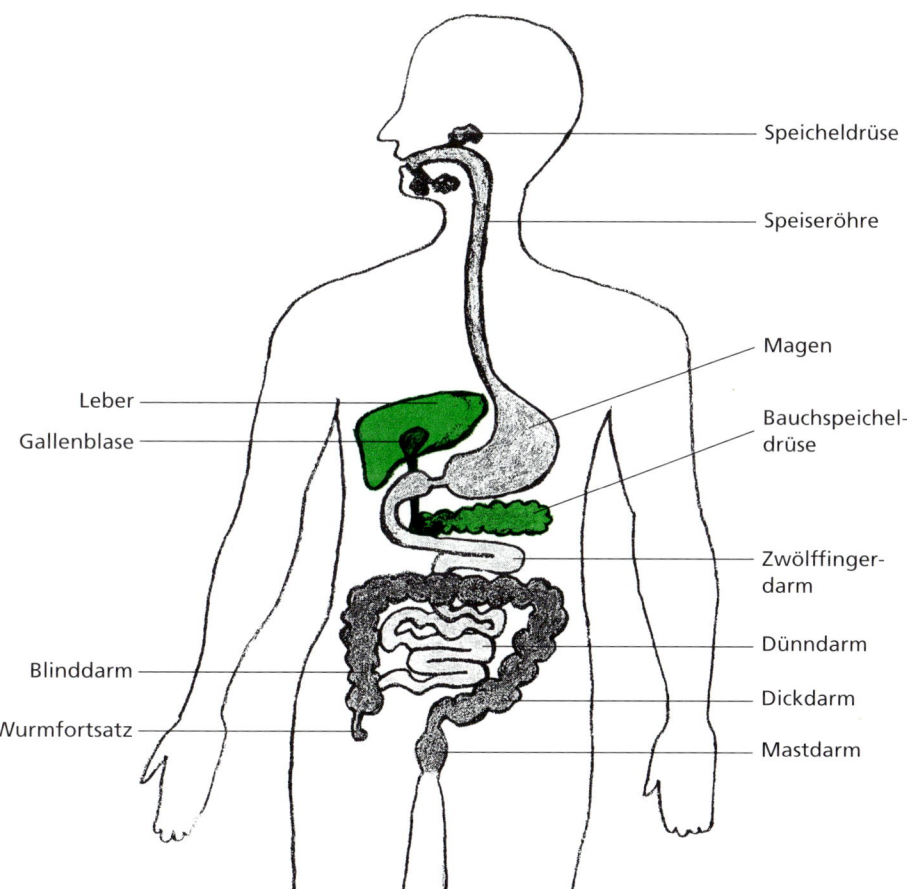

Abb. 1: Lage der Leber im Körper.

Porta. Dies ist die Stelle, an der die Gallengänge und die Blutgefäße die Leber verlassen, bzw. in sie eintreten. Im gesunden Zustand ist die Leber braunrot. Sie hat eine glatte Oberfläche.

Die Gallenblase ist ein Speicher für die Gallenflüssigkeit. Sie liegt dicht unterhalb der Leber. Man kann sie sich wie eine Ausbuchtung des Hauptgallenganges vorstellen. Die Galle aus der Gallenblase und die Galle aus der Leber werden zusammen durch den Hauptgallengang in den Zwölffingerdarm (Duodenum) entleert. Hier mündet auch der Ausführungsgang der Bauchspeicheldrüse. Beide haben eine gemeinsame Öffnung in den Zwölffingerdarm. Manchmal bilden sich Gallensteine in der Gallenblase oder den Gallengängen. Wenn diese Steine den Gallenfluß hindern, kommt es zum Gallenstau und zu Gallenkoliken.

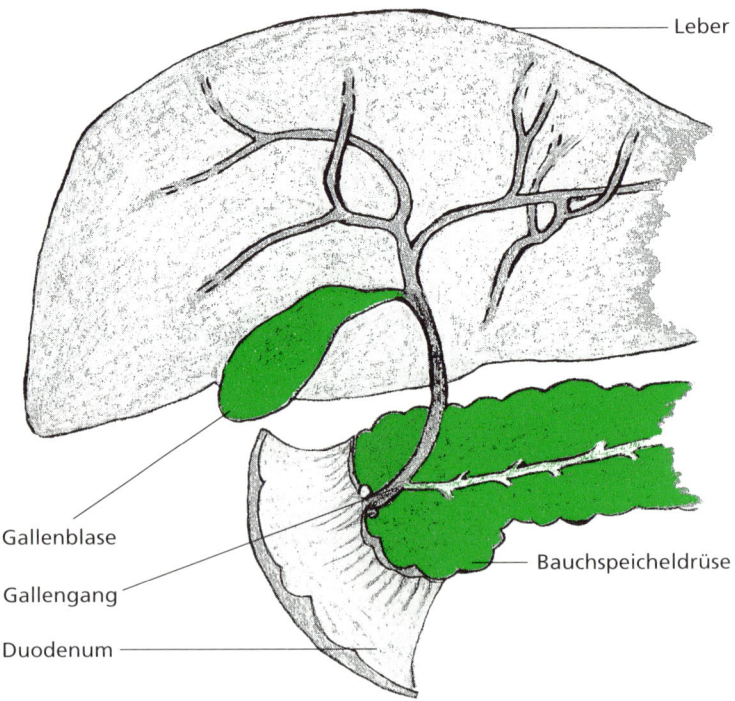

Leber

Gallenblase

Gallengang

Duodenum

Bauchspeicheldrüse

Abb. 2: Gallengangsystem.

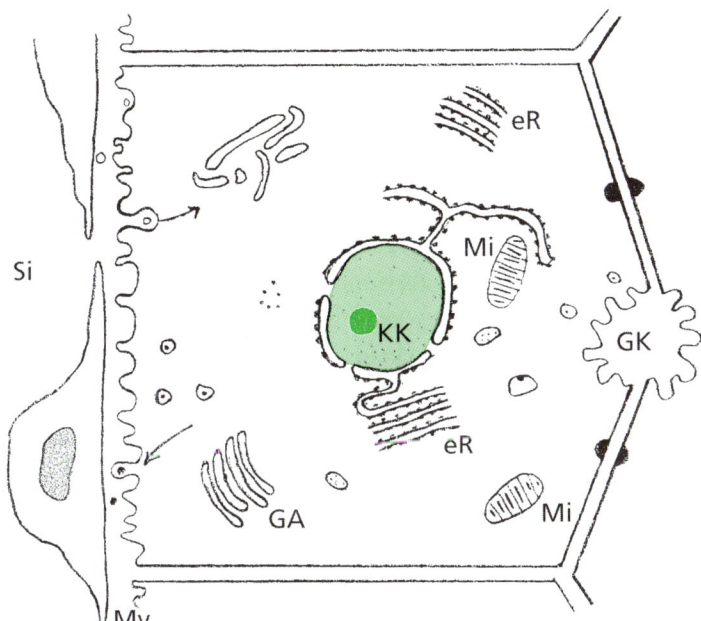

Abb. 3: Leberzelle.

KK – Zellkern
GK – Gallen-Kapillare
GA – Golgi-Apparat
Mi – Mitochondrien
Si – Sinusoid
eR – endoplasmatisches
      Retikulum

Jede Leberzelle besitzt einen Zellkern im Zelleib. Die Leberzelle ist vergleichbar mit einer chemischen Fabrik.

Das Material für diese „Fabrik" wird aus den Darmvenen über die Pfortader in die Leber gebracht. Der benötigte Sauerstoff kommt über die Leberschlagader. Die Leberzellen verarbeiten das Blut aus der Pfortader; nach getaner Arbeit fließt das Blut über die Lebervenen zurück zum Herzen.

Zwischen den Reihen der Leberzellen entstehen die kleinsten Gallengänge. Sie verbinden sich miteinander, bis sie schließlich den Hauptgallengang bilden. Von da fließt die Galle in die Gallenblase und dann in den Zwölffingerdarm.

Alle unsere Körperorgane und Gewebe werden durch unsere Nahrung versorgt. Mit dem Blut und dem Blutplasma werden die Nährstoffe zu den verschiedenen Organen transportiert und dort verwertet. Die Nahrung muß aber vorher verdaut werden.

Die erste Verdauung findet im Magen-Darm-Kanal statt. Die verschiedenen Nahrungsstoffe werden hier soweit aufgespalten und verändert, daß sie in das Blut aufgenommen werden können. Unsere Nahrung besteht aus Eiweißverbindungen, Kohlenhydraten, Fetten, Vitaminen, Mineralien, Spurenelementen, usw.

Im Magen-Darm-Kanal werden diese Stoffe in ihre Bestandteile aufgespalten. Sie sind hier noch nicht soweit verändert, daß unsere Körpergewebe sie als Nahrung gebrauchen könnten. Diese Aufgabe, die Nahrung soweit zu spalten und umzuwandeln, daß unsere Körpergewebe sie als Nahrung nutzen können, fällt der Leber zu. Sie erst vervollständigt die Verdauung; die Leber ist eine Verdauungsdrüse! Dieser Vorgang ist hochinteressant und hochkompliziert.

Das Blut aus dem Magen-Darm-Kanal ist beladen mit Nährstoffen aus dem Verdauungstrakt. Dieses Blut wird über die Darmvenen gesammelt und fließt anschließend in die Pfortader und diese transportiert das nährstoffhaltige Blut zur Leber.

Die Leber hat zwei unterschiedliche Blutzuflüsse: In der Leberarterie fließt sauerstoffhaltiges Blut von der großen Körperschlagader zur Leber. Diese Leberarterie versorgt die Leber mit Sauerstoff. Das nährstoffhaltige Blut aus dem Darm fließt durch die Pfortader in die Leber. Die Pfortader versorgt die Leber mit „Arbeit", bringt sie doch die Nährstoffe aus der Nahrung zur weiteren Verarbeitung. Die Pfortader verzweigt sich in der ganzen Leber, und jede Leberzelle erhält ihren Anteil an „Arbeit". Nachdem die Nährstoffe gänzlich aufgearbeitet sind, fließt das Blut in die Lebervenen und von da zurück zum Herzen. Die Leber hat also einen doppelten Kreislauf.

Die verschiedenen Arbeiten der Leber

Aufspaltung der Eiweiße

Eiweiße bestehen aus Aminosäuren. Im Magen-Darm-Kanal werden die Eiweiße in Aminosäuren aufgespalten und dann zur Leber geliefert. Die Synthese, der Umbau und der Abbau der

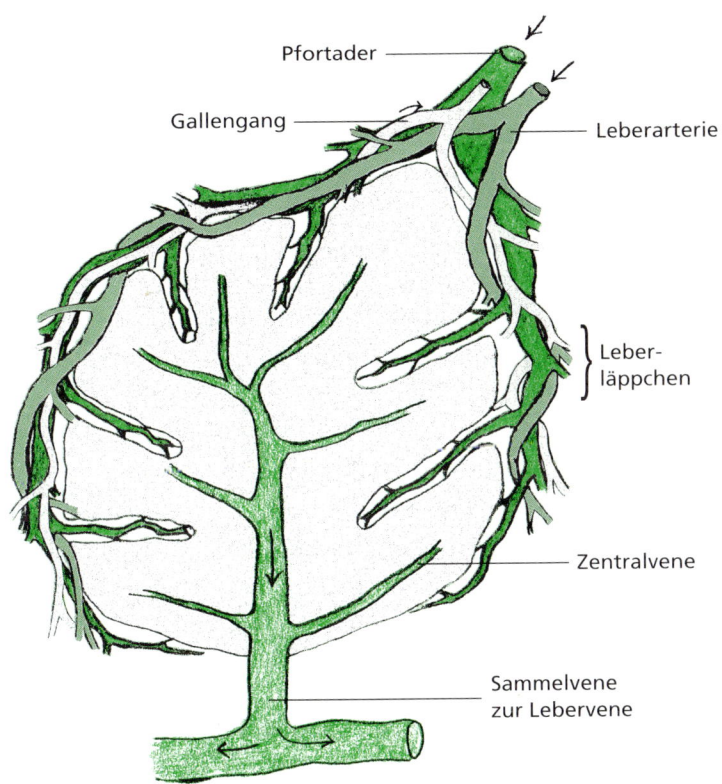

Abb. 4: *Der Leberkreislauf.*

Aminosäuren ist eine der ganz wichtigen Aufgaben der Leber. Die Leber kann das Eiweiß außerdem auch umbauen, so daß unser Körper daraus Energie gewinnen kann. Sie setzt darüber hinaus viele Aminosäuren zu neuen Eiweißen zusammen, etwa neue Enzyme, Gerinnungsfaktoren und Abwehrstoffe. Sie versorgt damit den übrigen Körper. Der ganze Prozeß ist außerordentlich umfangreich und würde den Rahmen dieser Abhandlung sprengen, wollte man ihn ganz beschreiben.

Die vollständige und fehlerfreie Umwandlung der eingenommenen Nahrung in funktionstüchtiges Körpergewebe ist für die ayurvedische Therapie der Hepatitis C von höchster Bedeutung.

Hier kommt der Ganzheitsansatz der Therapie im Ayurveda voll zur Geltung (s. auch Ernährung im Ayurveda).

Aufspaltung der Fette

Auch die Fette werden in der Leber weiterverarbeitet. Bestimmte Fettverbindungen sind lebenswichtig. Dazu gehört das Cholesterin. Ohne das Cholesterin wäre zum Beispiel der Aufbau der roten Blutkörperchen nicht möglich. Das Fett wird in der einzelnen Leberzelle verarbeitet. Wird ein Überschuß von Fett angeliefert, dann wird dieser Überschuß als Fettgewebe abgelagert.

Aufspaltung der Kohlenhydrate

Kohlenhydrate sind die Energielieferanten des Körpers. Kohlenhydrate sind Zuckerverbindungen. Aber auch hier muß die Leber zunächst dafür sorgen, daß die richtigen, passenden Zuckerarten hergestellt werden. Unsere Nerven sind beispielsweise sehr wählerisch; sie können nur Glucose verwerten. Unsere Leber sorgt mit dem Insulin der Bauchspeicheldrüse zusammen dafür, daß der Glucosespiegel des Blutes konstant bleibt. Bei Bedarf werden auch andere Zuckerarten wie Glykogen hergestellt.

Der Leber wird auch Blut aus der Milz zugeführt. In der Milz werden die verbrauchten, alten roten Blutkörperchen ausgefiltert und verarbeitet. Mit dem Blut werden diese Abbauprodukte in die Leber geschickt, die dann zusammen mit noch anderen Abfallprodukten daraus die Gallenflüssigkeit herstellt. Die Gallenflüssigkeit – also eigentlich das Abfallprodukt – wird nun vom Körper dazu benutzt, die Fettverdauung im Darm zu fördern. Die Gallensäuren mit anderen Enzymen spalten das Nahrungsfett. Sie verbinden sich mit dem Fett und gelangen auf dem weiteren Weg wieder zurück in die Leber. Ein echtes „Recycling"! Man nennt diesen Kreislauf den „Gallensäurekreislauf" oder „Leber-Darm-Kreislauf".

Einer der Stoffe dieses Kreislaufes heißt Bilirubin. Bilirubin ist ein Abbauprodukt aus den roten Blutkörperchen. Er wird mit der Galle in den Darm entleert und gibt dem Stuhl die gelbbraune Farbe. Wenn die Galle nicht in den Darm entleert werden kann, bleibt der Farbstoff im Blut, der Bilirubinspiegel steigt und der Kranke wird gelb. Das ist die Ursache der Gelbsucht. Bei sehr vielen Lebererkrankungen kommt es zu einer Störung des Gallenabflusses und damit zur Gelbsucht.

Auch der Laie verbindet die Gelbsucht mit Leberkrankheiten. Der Begriff Gelbsucht soll deswegen hier noch erläutert werden.

Die roten Blutkörperchen beinhalten den Farbstoff Hämoglobin. Im Laufe der Zeit werden die Blutkörperchen alt und müssen erneuert werden. Mit dieser Aufgabe ist hauptsächlich unsere Milz

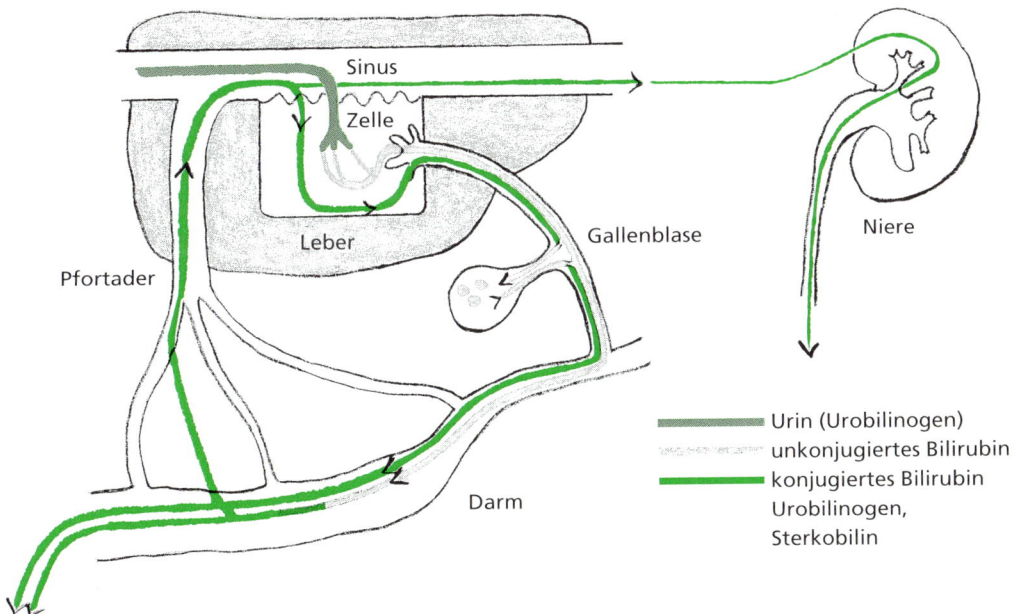

Sinus
Zelle
Leber
Gallenblase
Niere
Pfortader
Darm

Urin (Urobilinogen)
unkonjugiertes Bilirubin
konjugiertes Bilirubin
Urobilinogen,
Sterkobilin

Stuhl (Urobilinogen, Sterkobilin)

Abb. 5: Stoffwechsel des Bilirubins.

beauftragt. In der Milz werden die alten Blutkörperchen herausgefiltert und zu Bilirubin verarbeitet. Das Bilirubin wird weiter zur Leber transportiert. In der Milz entsteht das sogenannte indirekte Bilirubin, das nicht wasserlöslich ist. In der Leber wird das Bilirubin wasserlöslich gemacht. Mit der Galle wird das nun wasserlösliche Bilirubin ausgeschieden.

Es gibt verschiedene Blutkrankheiten, bei denen ein erhöhter Blutzerfall stattfindet. Dazu gehört die Malaria. Die Malariaparasiten zerstören die roten Blutkörperchen. Auch bei der Mittelmeeranämie sind die roten Blutkörperchen extrem brüchig und zerfallen sehr rasch. Wenn Blutkörperchen vermehrt zerfallen, entsteht eine Art Gelbsucht. Diese Gelbsucht hat dann aber nichts mit einer Leberkrankheit zu tun. Es ist nur so, daß unsere Leber nicht mit dem vermehrt anfallenden Bilirubin bei der Ausscheidung Schritt halten kann.

Bei der echten Gelbsucht ist die Herstellung und Ausscheidung des wasserlöslichen Bilirubins in der Leber gestört, denn die Leber ist ja erkrankt. Da die Herstellung und Ausscheidung des Bilirubins ständig erfolgt, bleibt eine kleine Menge Bilirubin im Blut immer nachweisbar. Der Normwert liegt bei einem Milligramm, in manchen Labors auch bei 1,1 Milligramm. Wenn aber die Leber nicht in der Lage ist, das Bilirubin auszuscheiden, steigt der Bilirubinspiegel im Blut an. Etwa ab zwei Milligramm wird die Gelbfärbung der Haut, Schleimhaut und Skleren (Augenweiß) sichtbar. Der Urin färbt sich dann dunkelgelb.

Die Ausscheidungsstörung des Bilirubins kann in der Leber selbst liegen, bei der Leberzellentzündung, oder aber die Gallenausführungsgänge werden durch Steine, Entzündung oder Geschwulst blockiert. Eine Gelbsucht, die durch eine Blockade entsteht, nennt man „Verschlußikterus" (Ikterus = Gelbsucht).

Das üblicherweise bei der Blutuntersuchung gemessene Gesamtbilirubin kann man differenzieren in indirektes und direktes (von der Leber blutlöslich gemachtes) Bilirubin. Dadurch kann man unterscheiden, ob die Störung im Blutabbau oder in der überlasteten Leberfunktion zu suchen ist.

Entgiftung

Die Entgiftung von Fremdstoffen aus der Umwelt, von Umweltgiften, von Arzneien, Nahrungszusätzen, im Körper selbst entstandenen Giften, etc. in neutrale und unschädliche Stoffe ist eine weitere sehr wichtige Aufgabe der Leber.

Ein bekanntes Beispiel ist der Alkohol. Unser Körper kann den Alkohol weder als Baustein benutzen noch ist er ein echter Energielieferant. Unsere Leber wandelt den Alkohol so um, daß er unschädlich wird. Bei dieser Umwandlung entsteht Wärme, die aber unser Körper nicht für die Arbeit benutzen kann, sondern nur nach außen abgibt. Die Leber aber muß hart an dieser Umwandlung, die uns keinen Nutzen bringt, arbeiten. Alkohol ist nur eine hohe Belastung für die Leber. Bis zu einer gewissen Grenze kann unsere Leber den Alkohol entgiften ohne Schaden zu nehmen. Wird diese Grenze überschritten, wird unsere Leber krank. Muß eine schon kranke Leber weiter schwer arbeiten, geht sie langsam zugrunde und wird immer mehr durch hartes Narbengewebe ersetzt. Das nennt man Leberzirrhose. Eine niedrige Belastung mit der schwierigen Entgiftungsarbeit ist also besonders bei einer schon kranken Leber wichtig.

Viele der aufgenommenen Fremdstoffe sind nicht wasserlöslich, sondern fettlöslich. Sie müssen zuerst durch die Leberzellen in wasserlösliche Stoffe umgewandelt werden. Dazu braucht die Leber sehr viele Enzyme. Die Leber produziert solche Enzyme, die die fettlöslichen Stoffe in wasserlösliche umwandeln, die dann aus dem Körper ausgeschieden werden können. Diese Stoffe können mit der Gallenflüssigkeit im Stuhl oder über die Niere im Urin ausgeschieden werden. Die Ausscheidungsgeschwindigkeit hängt von dem Zustand der Leberzellen ab und natürlich von der Menge der Fremdstoffe, die die Leber entgiften soll.

Wir haben noch andere Ausscheidungsorgane, wie die Haut, den Darm, die Niere, die Lunge, die der Leber einen geringen Teil der Arbeit abnehmen, die Hauptlast aber trägt die Leber. Die

Entgiftung der Fremdstoffe erfolgt in zwei Phasen: in der ersten Phase werden die Stoffe so umgewandelt, daß sie Verbindungen mit anderen Stoffen eingehen können. In der zweiten Phase werden die Fremdstoffe mit körpereigenen Stoffen gekoppelt, in wasserlösliche umgewandelt und mit der Galle oder dem Stuhl ausgeschieden. Die Leber leistet hier also echte Entgiftungsarbeit.

Die Menge der Fremdstoffe wie Umweltgifte, Pestizide, Insektizide, Drogen, Alkohol, Arzneien, Nahrungsmittelzusätze, Antibiotika, Hormone, etc. ist gewaltig! Sie alle muß die Leber verarbeiten und entgiften. Zu den häufigsten Medikamenten, die ungünstig auf eine bestehende Leberkrankheit einwirken, gehört die „Pille". Die in der Antibabypille enthaltenen Östrogene können die Gallenausscheidung der Leberzelle stören. Es gibt noch andere Gifte, die der Leber schaden. Am bekanntesten ist die Lebervergiftung durch den Verzehr von Knollenblätterpilzen. Die Leberzellen sterben durch das Gift des Pilzes ab. Auch verschiedene Spritzmittel und Insektizide, aber auch Benzin- und Benzoldämpfe schädigen die Leber. Wenn die Belastung zu groß wird, wird die Leber krank.

Jeder weiß, daß übermäßiger Alkoholgenuß die Leber belastet und schließlich eine Leberzirrhose entsteht. Es ist aber genausogut möglich, daß andere Umweltgifte die Leberzellen schwächen. Nicht jeder, der eine Leberzirrhose hat, muß ein Alkoholiker sein.

Während des Entgiftungsprozesses entstehen in der Leber Zwischenprodukte. Man nennt sie Metaboliten, z.B. Freie Radikale, die der Leber schweren Schaden zufügen können. Freie Radikale sind Moleküle oder deren Bruchstücke, die sehr reaktionsfähig sind. Sie dienten ursprünglich der körpereigenen Abwehr gegen Bakterien und Parasiten, können aber auch unsere eigenen Zellen angreifen. Freie Radikale entstehen beim Ablauf verschiedener Stoffwechselprozesse.

Man kann die Leber mit einer chemischen Fabrik vergleichen. Um die verschiedenen chemischen Reaktionen ablaufen zu lassen, besitzt die Leberzelle Enzyme. Dieses Wort leitet sich von dem griechischen Wort für Sauerteig ab (En: in; zyme: Sauerteig). Die Enzyme werden auch Fermente genannt und sind aus Aminosäuren zusammengesetzt. Jede Leberzelle besitzt eine große Anzahl von Enzymen. Durch die Enzyme werden die chemischen Reaktionen beschleunigt. Ohne die Enzyme wäre ein geordneter Stoffwechsel und damit das Leben gar nicht möglich. Für einzelne Reaktionen werden manchmal mehrere hintereinandergeschaltete Enzyme gebraucht. Wenn die Leberzellen krank werden oder gar absterben, gelangen diese Enzyme ins Blut, wo sie bei einer Blutuntersuchung gemessen werden können. Die Höhe des Enzymspiegels gibt dem Arzt einen Anhalt, wie viele Leberzellen erkrankt sind.

Die Leberenzyme sind sowohl bei Krankheit als auch bei Gesundheit so wichtig, daß sie hier noch etwas genauer dargestellt werden sollen.

Eine ganz wichtige Gruppe der Enzyme sind die Transaminasen. Sie sind zuständig für den Eiweißstoffwechsel. Die Bausteine der Eiweißmoleküle sind die Aminosäuren. Sie besitzen eine sogenannte Aminogruppe, die durch die Transaminasen auf andere Moleküle transferiert werden, wodurch neue Moleküle gebildet werden. Die bekanntesten Transaminasen sind die GOT und die GPT (siehe Glossar). Sie sind Bestandteile der Leberzelle; wenn diese durch die Leberzellentzündung durchlässig wird, gelangen die Transaminasen ins Blut. Die Höhe der im Blut gemessenen Transaminasen dient als Gradmesser für die Schwere der Erkrankung.

Die Gamma-GT ist ein weiteres Leberenzym, das bei einer Leberzellschädigung im Serum ansteigt. Ganz besonders reagiert dieses Enzym auf Lebergifte, wie z.B. Alkohol. Ein Anstieg dieses Enzyms zeigt die Schädigung der Leberzelle durch Gifte an. Um den Leberschaden genauer abzuschätzen, werden noch etliche andere Enzyme bestimmt.

Bei einer sehr stark beschädigten Leber müssen noch sehr viele andere Blutbestandteile untersucht werden, so auch die Gerinnungsfaktoren.

Die alkalische Phosphatase ist ein Enzym, das hauptsächlich für den Knochenstoffwechsel zuständig ist. Dieses Enzym wird aber über die Leber ausgeschieden. Wenn die Leber durch Krankheit gestaut ist, erhöht sich die alkalische Phosphatase im Blut.

Die Krankheiten der Leber

Es gibt sehr viele verschiedene Leberkrankheiten:

- **Verschlußikterus:** Die Ausscheidungsgänge in der Leber können entzündet und blockiert sein; dann sammeln sich die Ausscheidungsprodukte in den Leberzellen und im Körper an.
- **Speicherkrankheit:** Die Leber speichert einzelne Stoffe übermäßig, wie z.B. Eisen oder Kupfer.
- **Gallengangatresie:** Es gibt verschiedene angeborene Mißbildungen der Leber. Manchmal sind die Gallengänge gar nicht richtig angelegt.
- **Hepatitis:** Entzündliche Leberererkrankung.

Wir wollen hier hauptsächlich die entzündlichen Lebererkrankungen näher betrachten. Die wichtigste Gruppe davon ist die Virushepatitis oder die Leberzellentzündung, hervorgerufen durch einen Virus.

Die Virushepatitis

Die Hepatitis ist eine Entzündung der Leber. Leberentzündungen haben verschiedene Ursachen. Eine der wichtigsten und häufigsten Ursachen für Entzündungen der Leber sind die Viren.

Heute kennen wir mehrere Hepatitisviren. Sie sind nach dem Alphabet aufgelistet als Virus A, B, C, D, E und G.[3] Jeder dieser Viren zeigt eigene Merkmale:

> ▶ **Virus A** und **E** verursachen immer eine akute Entzündung. Sie werden nie chronisch.
> ▶ **Virus D** kommt immer mit dem Virus B zusammen vor („Satellitenvirus") und wird mit diesem zusammen behandelt.
> ▶ **Virus G** ist noch wenig bekannt.
> Eine chronische Leberentzündung entsteht fast nur aus einer Virus-B- oder Virus-C-Infektion.

Virus B ist schon recht lange bekannt. Früher dachte man, daß er fast immer über das Blut und Blutprodukte übertragen wird (Serumhepatitis). Alle Blutkonserven werden deswegen immer auf das Vorhandensein des Virus B untersucht. Der Hepatitisvirus B wird außerdem auch durch Sexualverkehr übertragen und durch Körpersekrete.[4] Die Hepatitis, die durch den Hepatitis-B-Virus (HBV) verursacht wird, verläuft meistens akut, in etwa zehn Prozent der Fälle aber werden die Patienten chronisch krank.

Die Hepatitis C, verursacht durch den Hepatitis-C-Virus (HCV), verläuft ganz anders.[5] Nach einer Inkubationszeit von mehreren Wochen (zwei bis 26, durchschnittlich sechs bis acht Wochen) kommt es bei etwa 25 Prozent der Infizierten zu einer akuten Hepatitis mit Gelbsucht. Unter der Inkubationszeit versteht man die Zeit von der Ansteckung bis zum Ausbruch der Krankheit. Die akute Hepatitis C verläuft milder als die akute Hepatitis B;

aber sie führt bei 60 bis 80 Prozent der Infizierten zu einem chronischen Verlauf. Nur etwa ein bis zwei Prozent der Infizierten zeigt ein akutes, schweres Krankheitsbild. Die Hepatitis C wurde früher, als der Virus noch nicht gefunden war, zusammen mit den übrigen weiteren Hepatitisviren Non-A-Non-B-Hepatitis genannt. Bis vor wenigen Jahren war es nicht möglich, den Hepatitis-C-Virus direkt nachzuweisen. Mit neueren Untersuchungen ist das jetzt relativ einfach.

Ein guter Nachweistest ist die Polymerase-Kettenreaktion oder PCR (englisch: polymerase chain reaction). Durch diesen Test kann man den Virus direkt (über seine Nukleinsäure) ermitteln.[1] Der überwiegende Teil der Virologen glaubt, daß die Übertragung des Hepatitis-C-Virus – wie bei der Hepatitis B – durch Blut und Blutprodukte stattfindet; der Übertragungsweg bleibt aber bei 40 Prozent der Infizierten unklar. Jährlich erkranken in Deutschland 5.000 Patienten an der Hepatitis C. 80 Prozent der Patienten werden chronisch krank, der Virus bleibt im Körper. Nach etwa 15 Jahren müssen ca. 50 Prozent der Erkrankten mit einer Leberzirrhose rechnen. Die Entwicklungstendenz zum primären Leberzellcarcinom gilt als gesichert. Die heutige Standardtherapie ist die Behandlung mit Interferon-alpha. Die Heilungsrate beträgt allerdings nur 20 Prozent. Die übrigen Patienten haben entweder nur vorübergehende oder wenig bis gar keine Besserung. „Fehlende passive oder aktive Impfung, hohe Chronizitätsrate, Übergang in die Leberzirrhose und drohendes Lebercarcinom charakterisieren im Jahr 1995 die Virushepatitis C als stille Seuche"[6]. Hepatitis C ist eine recht ernste Krankheit.

Die Lage ist aber nicht hoffnungslos! Sicherlich wird die Schulmedizin in der kommenden Zeit Fortschritte machen. Außer der Schulmedizin gibt es aber unter den Naturheilverfahren ebenfalls solche, die Therapiemöglichkeiten anbieten. Ayurveda, die klassische indische Medizin, kennt Therapiemöglichkeiten, die sowohl als alleinige Therapie als auch als Ergänzungstherapie zur Schulmedizin angewendet werden können. Bevor die ayurvedische Therapie weiter besprochen wird, müssen wir mehr über die Krankheit lernen. Außerdem ist es wichtig, etwas mehr über die Infektionskrankheiten, und hier besonders über die Virusinfektionen und unsere Abwehr zu wissen.

Der gerade Weg, gegen den Virus oder den Erreger vorzugehen, wäre, ihn zu töten. Das klassische Beispiel sind keimtötende Antibiotika. Das ist auch der Weg der Schulmedizin. Es gibt aber einen anderen Weg: Wir müssen versuchen, den Körper – das Terrain des Virus – so zu stärken, daß der Erreger unschädlich gemacht oder abgewehrt werden kann. Wie sagt Louis Pasteur, der Vater der Mikrobiologie: „Die Mikrobe ist nichts, das Terrain ist alles!" oder um mit Prof. Schirmer zu reden: Man muß den Patienten heilen, nicht lediglich den Erreger bekämpfen.

Der Virus

Das Wort Virus ist lateinisch und bedeutet: Feuchtigkeit, Schleim, Gift. Louis Pasteur benutzte das Wort für alle Erreger; wir benutzen das Wort nur für eine bestimmte Art von Erregern. Dieser Erreger zeigt einige Besonderheiten:

Er ist sehr viel kleiner als ein Bakterium. Schon Bakterien sind sehr klein: Etwa ein Tausendstel eines Millimeters. Wenn wir den Durchmesser eines Kugelkeimes auf einen Meter vergrößern würden (eine Million Mal vergrößert!), dann wäre ein Schnupfenvirus nur 2 cm groß; ein Herpesvirus wäre dann 10 cm groß und ein Hepatitisvirus käme auf etwa 4 cm.

Ein Virus hat auch keinen eigenen Stoffwechsel, sondern braucht Wirtszellen zur Vermehrung. Jede unserer Körperzellen hat einen eigenen Kern, in dem alle lebenswichtigen Informationen in langen Kettenmolekülen gespeichert sind. Diese langen Kettenmoleküle bestehen aus der DNA, das ist die Desoxyribonukleinsäure, das Erbgut jeder Zelle. Jede Körperzelle, auch jede Leberzelle hat dieses Erbgut. Der Virus aber hat nur eine einzige Kette von dieser Substanz. Diese Kette kommt in zwei Varianten vor: als DNA oder als RNA (Ribonukleinsäure). Der Virus hat eine Hülle und in diese Hülle ist die DNA oder RNA eingepackt.

Jede Körperzelle hat auch eine Membran, die Zellmembran. An der Zellmembran gibt es Stellen, an denen ein Virus sich anheften kann. Wenn ein Hepatitisvirus über das Blut in die Leber gelangt, heftet er sich an eine Leberzelle und dringt durch die Zellmembran in die Zelle ein. Der Virus geht nun direkt an die DNA der Zelle und wandelt diese DNA in seine eigene Virus-DNA (oder -RNA) um. So entstehen sehr viele Kopien des Virus. Die Leberzelle geht dabei zugrunde. Sie platzt dann auf und gibt die vielen Viruskopien – Virione genannt – in die Umgebung ab. Diese Viruskopien heften sich wieder an die nächstliegenden Leberzellen an, dringen in sie ein und der ganze Prozeß beginnt erneut. Die Krankheit schreitet fort. Das ist in Kürze das Wesen der Virushepatitis.

Natürlich wehrt sich der Körper gegen diese Attacke. Wie bewerkstelligt unser Körper seine Verteidigung? Für die Verteidigung unseres Körpers haben wir das Immunsystem. In den letzten Jahren ist das Wissen um das Immunsystem enorm gewachsen. Hier soll aber nur ein kurzer Abriß über die Funktion des Immunsystems gegeben werden.

Das Immunsystem und die Immunität

Im Laufe der Evolution hat der menschliche Körper spezielle Zellen ausgebildet, die mit der Aufgabe der Verteidigung des Körpers gegenüber Angreifern betraut sind. Die Immunität im engeren Sinne bedeutet das Erkennen und Beseitigen von fremdem, nicht-eigenem Material, das in den Körper eindringt. Die verschiedenen Erreger, die Bakterien, Viren, Pilze, etc. sind Fremdstoffe und müssen beseitigt werden. Es gibt eine natürliche Immunität. Von den unzähligen Bakterien und Viren die es gibt, verursachen nur wenige eine Krankheit beim Menschen.[7]

Wenn man sich verletzt, entsteht eine Wunde. Bakterien, Staub, Fremdstoffe können in den Körper eindringen. Gegen diese Invasion verteidigt sich unser Körper mit seinen „natürlichen" Abwehrkräften. Verschiedene Mechanismen verschließen die Wunde. Ein Verteidigungswall oder eine Mauer entsteht aus weißen Blutkörperchen und verschiedenen körpereigenen Stoffen. Sie verhindern das weitere Eindringen von gefährlichen Bakterien, Viren oder anderen Fremdstoffen. Das ist die unspezifische Immunität, sozusagen eine allgemeine Verteidigung.

Daneben gibt es aber noch eine spezifische Immunität. Unser Körper lernt, sich gegen ganz bestimmte Krankheitserreger zu verteidigen. Man nennt das die „erworbene Immunität" oder „spezifische Immunität". Eine Kinderkrankheit ist der erste Kontakt des Körpers mit einem neuen Erreger. Masern, Mumps, Windpocken etc. sind Viruserkrankungen. Das kindliche Abwehrsystem kennt diese Viren nicht, aber es lernt sehr rasch, mit dem Virus umzugehen und ihn zu töten.

Einmal gelernt ist gelernt! Als Erwachsene erkranken wir nicht mehr an den Masern oder Windpocken, wenn wir diese Krankheit als Kind schon durchgemacht haben. Unser Immunsystem erkennt, wenn ein Masernvirus sich einschleicht und tötet ihn sofort. Eine Impfung hat den gleichen Zweck: hier wird künstlich ein Erreger in den Körper gebracht, der dann lernt, im Falle einer echten Infektion den Erreger abzutöten. Nach einer Impfung sind wir ebenfalls immun gegen den Erreger. Neben der natürlichen Immunität hat unser Körper also noch die spezifische oder adaptive Immunität.

Einige Begriffe der Immunitätslehre wollen wir noch näher besprechen, da sie für das Verständnis der Diagnose und Therapie der Hepatitis wichtig sind. Wenn der Verdacht auf eine Hepatitisinfektion gegeben ist und sich entsprechende Symptome zeigen, wird eine Blutprobe im Labor untersucht. Der Befund, der dann erhoben wird, kann lauten:

HAV Antikörper positiv, HBV Antikörper C oder S negativ oder HCV Antikörper positiv.

Was bedeuten nun diese Antikörper? Sie gehören zu der erworbenen oder spezifischen Immunität. Wenn ein Fremdstoff, sei es ein Bakterium oder ein Virus, in unseren Körper eindringt, prüfen unsere Abwehrzellen, ob es sich bei dem Eindringling um ein „Selbst" oder „Nicht-Selbst" handelt. Wenn es ein „Nicht-Selbst" ist, erzeugen unsere Abwehrzellen bestimmte Stoffe, die der Abwehr dienen und die man deshalb „Antikörper" nennt. Sie sind gegen den Eindringling gerichtet. Die Antikörper werden nur dann produziert, wenn ein Eindringling den Körper befällt; man sagt deswegen, der Eindringling schafft den Antikörper selber, er erzeugt den Antikörper; deswegen nennt man ihn „Antigen". Antigen und Antikörper sind spezifisch, das bedeutet: wenn ein Antikörper nachgewiesen werden kann, muß notwendigerweise auch ein Antigen, ein Eindringling da (gewesen) sein. Die Viren selber sind nur sehr schwer nachweisbar; deshalb untersucht man das Blut des Kranken auf das Vorhandensein von Antikörpern. Die Antikörper verschwinden nicht aus dem Blut, auch wenn der Virus verschwunden, eliminiert oder getötet wurde. Es dauert aber eine Zeitlang bis sie fertiggestellt werden.

Um den Virus selbst nachzuweisen, benutzt man die bereits genannte Polymerase-Kettenreaktion: Der Virus hat ein kurzes Kettenmolekül, eine Erbinformation aus DNA. Mit der PCR kann man dieses Kettenmolekül so oft vervielfältigen, daß es nach Größenauftrennung und Anfärben im Labor gut sichtbar wird. Im Detail ist das natürlich alles viel komplizierter; aber für den Arzt und den Patienten ist es wichtig, daß man so den Virus nachweisen kann.

Ein weiterer wichtiger Begriff aus der Immunologie sind die Interferone. In der modernen Medizin wird die Virushepatitis mit Interferon-alpha behandelt. Diese Therapie ist die Standardtherapie für die Virushepatitiden B und C.

Was sind nun Interferone? Es gibt unterschiedliche Interferone, die nach dem griechischen Alphabet, in alpha-, beta- und gamma-Interferon eingeteilt werden. Für die Therapie der Hepatitis ist nur das alpha-Interferon wichtig.[8] Interferone sind Eiweißkörper, die als Antwort auf eine Virusinfektion in unserem Körper produziert werden. Sie haben eine sehr wichtige Funktion in der Virusabwehr. Wie genau sie diese Abwehr bewerkstelligen, ist noch nicht ganz erforscht.

Wenn ein Patient eine Virusgrippe bekommt, beginnt der Körper Interferone zu produzieren. Die bei der Grippe auftretenden Gliederschmerzen sind nicht allein durch den Virus, sondern hauptsächlich durch das Interferon bedingt: Der Schmerz entspricht dem Alarmzustand der Abwehr. Wenn ein Hepatitispatient mit Interferon behandelt wird, zeigt er häufig die gleichen Symptome wie bei einer Grippe.

Das heute angewendete Interferon ist zwar im Labor hergestellt, aber der Natur abgeschaut. In unserem Körper wird das alpha-Interferon in den Makrophagen, das sind große Freßzellen, hergestellt.

Besonderheiten der Viren

Die Viren haben einige Besonderheiten. Sie können sich nur in lebendigen Zellen vermehren. Wenn die Wirtszelle tot ist, müssen die neu entstandenen Viren eine neue lebendige Zelle finden, in diese eindringen und sich dort vermehren. Diese Körperzelle stirbt dann.

Manche Viren bleiben im menschlichen Körper, ohne Krankheitssymptome zu verursachen, so zum Beispiel das Windpockenvirus. Gewöhnlich wird die Windpockenerkrankung bereits im Kleinkindalter durchgemacht. Meistens ist das Kind nach einigen Tagen wieder wohlauf. Als erwachsener Mensch aber kann das ehemalige Kind an einer Gürtelrose oder Herpes zoster, einer äußerst schmerzhaften Krankheit, erkranken. Der Erreger des Herpes zoster ist der gleiche wie der der Windpocken! Er hatte sich in die Nervenzellen des Rückenmarks (Ganglia Posteriores) zurückgezogen. Erleidet der Mensch nun – aus welchen Gründen auch immer – eine Abwehrschwäche, dann vermehrt sich der Virus und verursacht die Zoster-Erkrankung.

Ob sich bei einer Hepatitis etwas Ähnliches abspielt, daß sich der Virus ohne Symptome weiter in den Körperzellen aufhält, wissen wir noch nicht. Es gibt „geheilte" Patienten, bei denen keine Viruspartikel mehr im Blut nachweisbar sind, und wir nehmen dann an, daß der Virus eliminiert ist.

Eine andere Besonderheit der Viren ist ihre Wandlungsfähigkeit.[9] Wir haben oben gesehen, daß die Antigen-Antikörper-Reaktion spezifisch ist. Ein bestimmtes Antigen produziert ganz bestimmte Antikörper. Diese Antikörper schützen uns vor einer erneuten Infektion mit dem gleichen Virus. Der Virus der Hepatitis A ändert sich nur wenig. Man kann deswegen gegen die Hepatitis A eine Impfung vornehmen. Dabei werden ungefährliche Stückchen des Hepatitis-A-Virus eingespritzt, und unser Körper produziert daraufhin die entsprechenden Antikörper. Wenn nun der Mensch tatsächlich mit dem Virus der Hepatitis A infiziert wird, töten diese Antikörper den Virus. Das gleiche gilt auch für die Hepatitis B. Auch hier ist eine Impfung erfolgreich. Bei der Hepatitis C ist das leider anders.

Der Virus der Hepatitis C kommt in verschiedenen Formen vor. Die unglaubliche Wandelbarkeit des Virus ist eine der Ursachen, warum das Immunystem mit dem Virus nicht fertig wird.

Schon jetzt wurden sechs verschieden Genotypen (Untergruppen des Virus) identifiziert. Sie kommen regional in unterschiedlicher Häufung vor. Sie unterscheiden sich in ihrer Erbinformation so deutlich voneinander, daß man sie als eigene Typen genetisch definiert. Von jedem dieser Genotypen gibt es Subtypen. In Europa ist zum Beispiel der Genotyp 1b (Genotyp 1, Subtyp b) zu ca. 80 Prozent vertreten. Aber innerhalb dieser Subtypen bilden sich bei jedem Patienten noch weitere Varianten aus.

Eine Impfung ist ein Lernprozeß für unsere Abwehrzellen. Sie lernen durch die Impfung den Gegner zu erkennen und zu töten.

Eine virusinfizierte Zelle zeigt an ihrer Oberfläche virusspezifische Merkmale; dadurch erkennt die Abwehrzelle den Feind. Bei der Hepatitis C aber kommen immer neue und andere Merkmale zum Vorschein. Unsere Abwehrzellen können bei dem raschen Wechsel den Feind nicht mehr erkennen und können deshalb auch keine Abwehrstoffe liefern.

Um dieses wichtige Faktum besser verständlich zu machen, nehmen wir noch einmal das Beispiel der Virusgrippe. Man kann gegen die Virusgrippe impfen, aber diese Impfung muß jedes Jahr neu durchgeführt werden, da der Grippevirus sich ständig ändert. Die Impfung vom Vorjahr ist dann nicht mehr wirksam.

Wir wollen nun die einzelnen Virushepatitiden näher betrachten. Einige davon sind sehr wichtig; so z.B. die Hepatitis B und Hepatitis C. Durch den Ferntourismus ist aber jetzt auch die Hepatitis A eine häufige Krankheit in Deutschland geworden.

Hepatitis A

Die häufigste Hepatitis, die von Ferntouristen im Ausland erworben wird, ist die Hepatitis A. Sie wird gewöhnlich durch infizierte Nahrungsmittel und Getränke übertragen. Das Hepatitis-A-Virus wird mit dem Stuhl, dem Speichel und dem Urin übertragen. Ein direkter Kontakt mit einem Kranken ist dafür nicht notwendig. Das verunreinigte Lebensmittel, das Trinkwasser, das Eßgeschirr kann die Infektion übertragen; ja sogar eine Schmierinfektion über die Türklinke ist möglich. Besonders gefährlich sind Nahrungsmittel wie Austern, Muscheln, Krabben, aber auch Salat, Speiseeis und Früchte können die Infektion bringen.

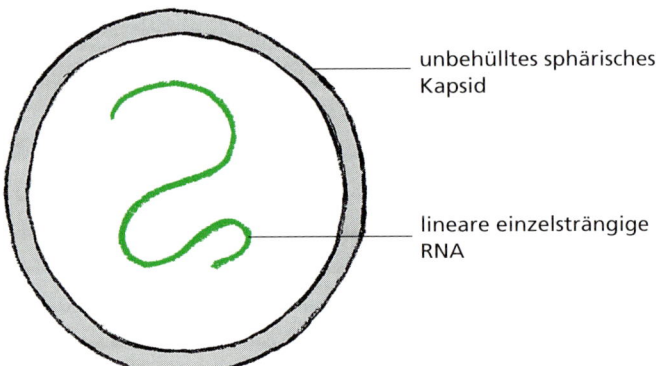

unbehülltes sphärisches Kapsid

lineare einzelsträngige RNA

Abb. 6: Hepatitis-A-Virus.

Man nennt diese Leberkrankheit auch „Reisehepatitis", da ca. 70 bis 80 Prozent der Hepatitis A nach einer Auslandsreise auftritt. Nach der Infektion dauert es eine Zeitlang bis die Krankheit sichtbar wird. Bei der Hepatitis A beträgt diese Inkubationszeit durchschnittlich 15 bis 50 Tage. In dieser Zeit kann der Infizierte auch seine Familienangehörigen anstecken.

Etwa drei bis vier Wochen nach der Infektion zeigen sich gewöhnlich die ersten Symptome. Sie sind ähnlich denen einer Grippe: Fieber, Müdigkeit, Glieder- und Kopfschmerzen. Dazu kommen häufig auch Übelkeit, Erbrechen, Durchfall. Wenige Tage später zeigt sich die Gelbsucht: Augen, Haut und Urin werden gelb. Ausgeprägte Appetitlosigkeit und starke Müdigkeit sind Symptome, die auf eine Hepatitis hinweisen. In der Regel heilt diese Hepatitis immer aus. Ein tödlicher Ausgang ist sehr selten.

Das Wichtigste bei der Hepatitis A ist die Vorbeugung! Für alle Nahrungsmittel – besonders in südlichen Ländern – gilt der Spruch der Engländer, die ja reichlich Erfahrung in ihren Kolonien sammeln konnten: „peel it, boil it or forget it!" Auf deutsch: „Schäl es, koch es oder vergiß es!" Rohe oder halbgare Gerichte von Meerestieren oder Blattsalate sollte man tunlichst vermeiden. Vorsicht beim Trinken von Leitungswasser! Auch in „guten Hotels" empfiehlt sich Mineralwasser!

Das Krankheitsbild der Hepatitis A ist altersabhängig. Während die Infektion im Kindesalter meist nur geringe Symptome zeigt, kommt es beim Erwachsenen fast immer zu einer ausgeprägten Leberzellentzündung mit Gelbsucht.

Die Hepatitis A kann ganz ohne Komplikationen und rasch ablaufen; es gibt aber auch den lang anhaltenden Verlauf mit immer neuen Schüben. Verläufe von mehr als 40 Wochen sind allerdings selten. Eine „chronische" Hepatitis A ist nicht bekannt. Schwere Verläufe sind insgesamt sehr selten.

Nach Abklingen des ersten Schubes kann es nach einigen Tagen der Besserung erneut zu einem Schub kommen. Bei manchen Patienten dauert die Gelbsucht bis zu 18 Wochen. Diese Patienten leiden dann häufig unter starkem Juckreiz. Die Prognose, d.h. die Heilungsaussicht, ist aber gut.

Die Vermeidung der Infektion ist nicht immer möglich, aber wir haben gegen die Hepatitis A einen sehr wirksamen Impfschutz. Wie wirkt so eine Impfung? Wir haben gesehen, daß unser Körper nach einer Infektion Gegenmittel produziert. Das sind die bereits besprochenen Antikörper. Jeder, der eine Hepatitis A durchgemacht hat, besitzt Antikörper gegen diese Krankheit.

Das Wichtigste bei der Hepatitis A ist die Vorbeugung

Bei einer Impfung werden dem Körper tote Virusstückchen eingespritzt. Sie sind absolut ungefährlich, aber sie besitzen die volle Antigenwirkung, d.h. unser Körper beginnt sofort mit der Produktion von Antikörpern gegen die Hepatitis A. Man nennt dies eine aktive Impfung.

Bei einer passiven Impfung werden dem Körper nicht abgetötete Viren, sondern bereits fertige Antikörper, die von anderen Patienten produziert wurden, injiziert.

Welches sind nun die Vor- und Nachteile beider Impfungen? Wenn situationsbedingt ein Patient einen sofortigen Schutz braucht, weil er kurzfristig eine Reise in ein infektionsgefährdetes Land antreten muß, dann ist die passive Impfung angezeigt. Eine aktive Impfung braucht eine gewisse Zeit, bis die Antikörper produziert sind. Bei fertigen Antikörpern ist der Patient sofort gegen die Hepatitis A geschützt. Diese vorproduzierten Antikörper verschwinden aber nach einer gewissen Zeit aus dem Körper. Nach wenigen Monaten sind sie nicht mehr nachweisbar. Ein garantierter Schutz besteht nur sechs Wochen bis drei Monate.

Die aktive Impfung braucht eine gewisse Zeit, bis der völlige Schutz gegen die Infektion da ist. Dieser Schutz dauert dann aber auch für Jahre; außerdem kann er jederzeit durch eine Auffrischimpfung wieder verstärkt werden. Man muß nur rechtzeitig diese Auffrischimpfung vornehmen. Zur Erzielung eines vollständigen Impfschutzes sind heute zwei Injektionen im Abstand von vier Wochen notwendig. Die Impfung für die Hepatitis A ist gesichert.

In Indien ist die Hepatitis A recht häufig. Durch die ayurvedische Therapie ist eine Verkürzung der Krankheitsdauer und eine rasche Besserung der Symptome die Regel. Es existieren darüber auch Vergleichsstudien.[26] Die ayurvedische Therapie selbst ist in Europa noch nicht wissenschaftlich untersucht worden.

Hepatitis B

Die Hepatitis B wird verursacht durch den Hepatitis-B-Virus, kurz HBV. Auch er verursacht eine Leberzellentzündung. Er besteht aus DNA. Wie ernst diese Leberzellentzündung ist, läßt sich an der Sterberate sehen. Mehr als 250.000 Menschen sterben weltweit jährlich an der Hepatitis B. Man rechnet, daß auf der ganzen Erde etwa 250 bis 300 Millionen Menschen den Hepatitis-B-Virus in sich tragen. Einige tragen den Virus in sich ohne selbst dabei krank zu sein. Sie sind sehr gefährlich, da sie andere infizieren können.

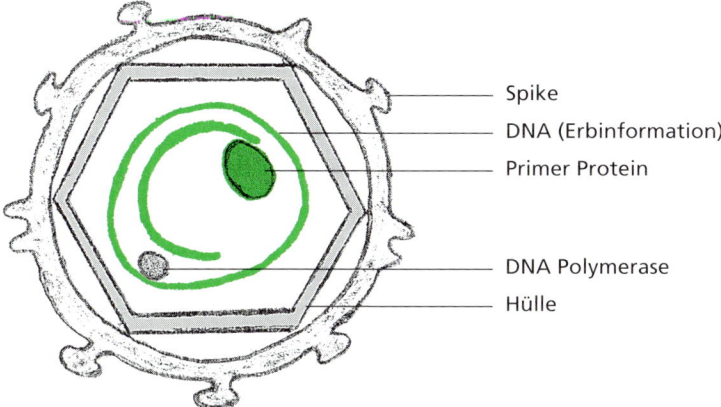

                                  Spike

                                  DNA (Erbinformation)

                                  Primer Protein

                                  DNA Polymerase

                                  Hülle

Abb. 7: Hepatitis-B-Virus.

Natürlich ist diese Krankheit nicht überall in der gleichen Dichte verbreitet. In Deutschland schätzt man, daß 240.000 bis 400.000 Menschen den Virus in sich tragen; die Neuinfektion wird mit über 20.000 pro Jahr angegeben.[10] Die Übertragung erfolgt von Mensch zu Mensch.

Bei einem an Hepatitis B Erkrankten läßt sich der Virus in allen Körperflüssigkeiten nachweisen, in Blut, Speichel, Urin, Sperma, Scheidensekret und so weiter.

Früher galt die Blutübertragung als der wichtigste Infektionsweg. Heute werden die Bluttransfusionen sehr gut kontrolliert, so daß dieser Infektionsweg praktisch wegfällt. Eine infizierte Injektionsnadel ist aber immer noch eine Gefahr. Auch Drogenabhängige, die infiziert sind und die gleiche Nadel benutzen, infizieren sich gegenseitig. Der Geschlechtsverkehr ist ebenfalls ein wichtiger Infektionsweg geworden. Die Hepatitis B gilt heute als die neue Geschlechtskrankheit. Prostituierte und Homosexuelle mit häufig wechselndem Geschlechtsverkehr sind besonders gefährdet.[4] Eine Übertragung durch Insektenstiche ist durchaus denkbar. Enger körperlicher Kontakt und schlechte hygienische Verhältnisse fördern die Ausbreitung der Seuche. Die Inkubationszeit liegt zwischen vier Wochen und vier Monaten. Auch eine längere Inkubationszeit ist möglich.

Die Symptomatik der Hepatitis B ähnelt sehr der der Hepatitis A. Die Patienten klagen über unbestimmte Beschwerden im Oberbauch, Abgeschlagenheit, Gelenkschmerzen, Appetitlosigkeit bis hin zum Widerwillen gegen jede Art von Speisen, Erbrechen, Müdigkeit und Schwäche. Man glaubt zunächst eine Magen-Darm-Infektion vor sich zu haben. Fieber findet sich nur selten. Es kommt auch vor, daß das Krankheitsbild so mild verläuft, daß die Hepatitis unentdeckt bleibt. Manchmal zeigt der Kranke auch einen Hautausschlag wie bei einem Nesselfieber. Oft stehen Gliederschmerzen im Vordergrund, so daß man glaubt, an einem Rheuma zu leiden. Wenn eine Gelbsucht eintritt, ist die Diagnose nicht schwer. Oft ist aber nur starke Müdigkeit und Schläfrigkeit an Symptomen vorhanden. Alles in allem ist die Symptomatik wie bei einer Grippe, die ja auch durch einen Virus hervorgerufen wird.

Die Gelbsucht ist bei der akuten Hepatitis B eher selten. Es ist keinesfalls so, daß die Gelbsucht unvermeidlich ist. Die körperliche Untersuchung zeigt manchmal eine Lebervergrößerung und Schmerzempfindlichkeit der Leber; die Milz ist bei etwa einem Viertel der Fälle deutlich vergrößert.

Die akute Hepatitis B verläuft im Vergleich zur Hepatitis A meist schwerer. Bei etwa zwei Prozent der Fälle entwickelt sich sogar ein sogenannter „fulminanter" d.h. blitzartiger Verlauf.

Ca. ein Prozent der Erkankten stirbt an der Krankheit. Eine Mischinfektion mit dem Hepatitisvirus D ist in solchen Fällen ebenfalls möglich.

Je jünger der Patient ist, um so größer ist das Risiko, daß die Krankheit ins chronische Stadium übergeht. Bei über 90 Prozent der Kinder, die sich während der Geburt bei der Mutter anstecken, wird die Krankheit chronisch. Im Kleinkindalter liegt die Chronizitätsrate bei 60 Prozent; im Erwachsenenalter liegt die Rate des chronischen Verlaufs nur noch bei zehn bis fünf Prozent. Bei typischem Verlauf (Gelbsucht, Oberbauchschmerzen, Fieber, Übelkeit, Mattigkeit etc.) wird der zugezogene Arzt eine Blutuntersuchung veranlassen. Wenn die Patienten kein Fieber, keine Gelbsucht und keine Leberschmerzen zeigen, ist die Diagnose nur durch eine Blutuntersuchung möglich.

Die Diagnose: Bei den Lebererkrankungen sind die Laborbefunde sehr wichtig. Die Leber ist ein Stoffwechselorgan, und jede Störung im Stoffwechsel spiegelt sich im Blutbefund. Manche der erhobenen Befunde haben aber durchaus auch andere Ursachen als eine Leberkrankheit. Die Erhöhung der alkalischen Phosphatase ist dafür ein Beispiel. Die alkalische Phosphatase gehört als ein Enzym zum Knochenstoffwechsel. Bei jeder Veränderung im Knochenstoffwechsel ändert sich auch die alkalische Phosphatase; dabei muß die Leber durchaus nicht erkrankt sein. Weil aber die alkalische Phosphatase mit der Galle ausgeschieden wird, kommt es bei einer Störung des Gallestoffwechsels automatisch auch zu einer Erhöhung der alkalischen Phosphatase. Deswegen hat dieses Enzym eine so große Bedeutung bei der Beurteilung der Gelbsucht!

Ein anderes Beispiel ist die Transaminase GOT. Sie ist sowohl bei einer Lebererkrankung als auch bei einem Herzinfarkt erhöht!

Mit einem einzigen Laborwert läßt sich also keine Krankheit diagnostizieren. Nur ein erfahrener Arzt kann die verschiedenen Laborbefunde bei einem Krankheitsbild in ihrer Gesamtheit richtig deuten und interpretieren. Das Wichtigste bei der Diagnose ist aber, daran auch zu denken!

Die Blutuntersuchung ergibt dann, daß verschiedene Leberenzyme gestiegen sind. Durch die Leberentzündung und den Virus werden die Leberzellen krank und die Zellmembran wird durchlässig, der Inhalt der Zellen ergießt sich ins Blut, das die Leberzelle umgibt. Die Erhöhung der Leberenzyme zeigt also an, daß Zellen krank sind. Für die Stellung der Diagnose ist es nicht notwendig, daß alle Enzyme gestiegen sind. Sehr oft sind nur GOT und GPT erhöht.

Der Anstieg der Leberenzyme zeigt, daß die Leber krank ist, ob aber eine Hepatitis vorliegt, muß gesondert untersucht werden. Die Anwesenheit des Hepatitis-B-Virus muß nachgewiesen werden. Aus der Immunologie haben wir gelernt, daß Antigene und Antikörper spezifisch und unverwechselbar sind. Das Antigen bei der Hepatitis B ist der Virus; er verursacht die entsprechenden Antikörper in unserem Blut.

Bei einem Teil der Hepatitis-B-Patienten kommt es auch zum Anstieg des Bilirubins. Erst wenn das Bilirubin im Blut weiter ansteigt, kommt es zur Gelbsucht.

Um den Laborbefund zu verstehen, müssen wir noch einige Begriffe genauer erklären. Sowohl die Virusoberfläche als auch der Viruskern bilden zwei unterschiedliche Antigene. In der Frühphase der Infektion ist sogar noch ein drittes Antigen nachweisbar.

Insgesamt gibt es also drei Antigene bei der Hepatitis B:
► Das **-e- Antigen** aus der Frühphase (engl. early)
► Das **-s- Antigen** von der Virusoberfläche (engl. surface)
► Das **-c- Antigen** vom Viruskern (engl. core)

Diese drei Antigene geben uns den Grad der Infektiosität der Krankheit an.
- Ganz zu Anfang der Krankheit haben wir das Antigen -e-. Solange dieses Antigen nachweisbar ist, ist der Patient hochinfektiös.
- Das -s- Antigen (HBs-Ag) tritt etwas später in Erscheinung, noch vor der Erhöhung der Transaminasen. (Früher nannte

man das -s- Antigen auch Australiaantigen, weil es zum erstenmal bei einem Australier nachgewiesen wurde). Wenn die Krankheit komplikationslos verläuft, verschwindet das -s- Antigen nach etwa zwei Monaten. Es wird durch die entsprechenden Antikörper vernichtet.

- Auch das Antigen -c- bildet Antikörper und ermöglicht uns dadurch den Beweis einer stattgefundenen Infektion mit dem Hepatitis-B-Virus.

Alle Antigene bilden Antikörper, und diese Antikörper geben uns Hinweise über den Zustand des Patienten. Es gibt manchmal Lücken im Erscheinen der verschiedenen Antigene und Antikörper. Wir können aber durch den Nachweis der Antigene feststellen, ob der Virus noch aktiv ist oder nicht.

Wenn zum Beispiel das Antigen -s- nachgewiesen wird, dann heißt das, daß der Virus vorhanden ist. Wenn das HBs-Ag länger als zwölf Wochen nachgewiesen werden kann, heißt das, daß wahrscheinlich ein chronischer Verlauf zu erwarten ist. Solange das Antigen nachweisbar ist, ist der Virus vorhanden. Der Körper produziert Antikörper, wodurch das Antigen vernichtet wird. Nach der Vernichtung des Antigens bleibt ein Überschuß von Antikörpern bestehen; das sind dann die Anti-HBs-Ag-Antikörper! Sie zeigen, daß das Antigen – nämlich der Virus – vernichtet ist. Wenn gleich bei der ersten Blutuntersuchung Anti-Hbs-Antikörper nachgewiesen werden, dann heißt das, daß der Patient die Hepatitis B überstanden hat. Solche Untersuchungen sind speziellen Labors vorbehalten.

Der Verlauf der akuten Hepatitis B ist sehr unterschiedlich; von den recht milden bis zu den allerschwersten – fulminant – verlaufenden Infektionen. Ungefähr 90 Prozent der Hepatitis-B-Fälle heilen aus; in etwa zehn Prozent der Fälle entsteht eine chronische Hepatitis: Sechs Prozent werden als „chronisch persistierende" und etwa vier Prozent als „chronisch aktive" Hepatitis eingestuft.

Die Unterscheidung der beiden letzten Kategorien erfolgt durch eine Leberbiopsie. Dabei wird mit einer Nadel die Leber punktiert und das Gewebe mikroskopisch untersucht. Zahlreiche Patienten fragen nach der Notwendigkeit einer Nadelbiopsie. Die Untersuchung ist in geübten Händen praktisch gefahrlos – aber es ist ein Eingriff. Es kann zu einem Bluterguß oder einer Blutung kommen, aber das ist selten. Der Arzt sollte auch Verständnis für den Patienten und seine Angst haben. Die Höhe der Leberenzyme gibt uns einen Hinweis auf die Stärke der Entzündung. Die Nadelbiopsie zeigt uns, wie weit der Prozeß bereits fortgeschritten ist und wie schnell er fortschreitet. Bei weit fortgeschrittenem Leberschaden wird man von einer Interferontherapie Abstand nehmen. Für die ayurvedische Therapie ist die Biopsie nicht zwingend erforderlich, da Ayurveda auch in weiter fortgeschrittenem Krankheitsstadium noch hilfreich ist und keine Gefahr bedeutet, wie sie bei einer Interferontherapie bestehen kann.

Auch für die Hepatitis B ist eine Impfung möglich; eine Impfung gegen die Hepatitis C ist leider noch nicht in Sicht.

Hepatitis B und Schwangerschaft

Wie segensreich die Hepatitisimpfung ist, wird bei der Problematik „Schwangerschaft und Hepatitis" deutlich.

Die Entwicklug einer chronischen Hepatitis ist – wie schon oben erwähnt – altersabhängig. Erwachsene Infizierte entwickeln in fünf bis zehn Prozent der Fälle eine chronische Hepatitis B. Je niedriger das Infektionsalter ist, um so eher entwickelt sich eine chronische Hepatitis B. Bei einer Infektion im Säuglingsalter kommt es zu mehr als 90 Prozent zum chronischen Virusträgertum. Man vermutet, daß das noch nicht voll ausgebildete Immunsystem des Kindes überhaupt nicht gegen den Virus angeht, sondern sogar eine Toleranz gegenüber dem Virus ausbildet. Es ist aber nicht so, daß das Immunsystem nicht in der Lage wäre, Antikörper auszubilden; es fehlt offensichtlich nur der passende Reiz zur Bildung der Antikörper.

Jede werdende Mutter möchte ihr Kind vor einer chronischen Hepatitis schützen, und das ist eigentlich gar nicht so schwer; Da eine Infektion des Kindes von der Mutter in der Regel erst bei der Geburt erfolgt, muß das Kind so schnell wie möglich nach der Geburt geimpft werden.

Um festzustellen, ob die Mutter den Hepatitis-B-Virus in sich trägt, muß bei allen Schwangeren in der 32ten Schwangerschaftswoche (möglichst nahe am Geburtstermin) das Blut auf das HBs-Antigen untersucht werden. Wenn das Resultat positiv ausfällt, d.h. die Mutter den Virus in sich trägt, muß das Neugeborene innerhalb von zwölf Stunden nach der Geburt gleichzeitig aktiv und passiv gegen Hepatitis B geimpft werden.[11, 4] Der passive Impfstoff ist nötig, um den sofortigen Schutz gegen die Infektion zu geben; der aktive Impfstoff soll die eigene Antikörperproduktion starten. Der vollständige Impfschutz erfolgt am Ende des ersten und sechsten Lebensmonats. Ohne den Impfschutz kommt es bei über 90 Prozent der Neugeborenen zu einem chronischen Verlauf der Hepatitis B. „Impfversager" sind extrem selten. Wegen der enormen Vorteile der sofortigen Impfung ist diese bereits in den Mutterschaftsrichtlinien festgelegt.[5]

Die frühzeitige Impfung der Kinder gegen Hepatitis B hat noch weitere Vorteile. Die Kinder sind bereits geschützt, wenn im Kindergarten oder in der Schule die Infektionsmöglichkeit größer wird. Es genügt ja ein kleiner Kratzer oder eine Bißwunde, um die Infektion zu übertragen.

Die Hepatitis B ist häufiger in den südlichen Ländern zu finden. Die Kinder aus diesen Ländern sind oft Träger des Virus. Der Anteil der Kinder aus südlichen Ländern wächst ständig. Es ist deswegen zweckmäßig, die Kinder rechtzeitig impfen zu lassen. Die Impfung bietet noch einen weiteren Vorteil: Jugendliche sind dadurch gegen die sexuell übertragbare Hepatitis B geschützt.

Hepatitis C

Die in Deutschland häufigste Form der Hepatitis, die durch einen Virus verursacht wird, ist die Hepatitis C. Wie vorher schon beschrieben, wird die Hepatitis A nie chronisch. Außerdem ist es leicht, sich durch Impfung und richtige Verhaltensweisen dagegen zu schützen. Die Hepatitis B ist schon schwerwiegender. Immerhin werden zehn Prozent der Fälle chronisch. Aber auch hier ist eine Impfung möglich. Gegen die Hepatitis C gibt es keine Impfung.

Wir kennen das Hepatitis-C-Virus erst seit 1988. Vorher wußte man lediglich, daß weder eine Hepatitis A noch eine Hepatitis B vorlag.

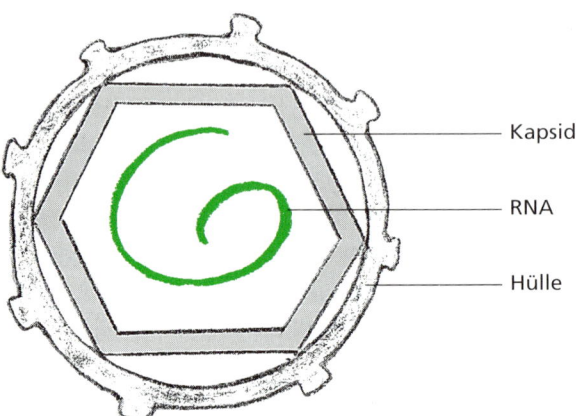

Kapsid

RNA

Hülle

Abb. 8: Hepatitis-C-Virus.

Gegen die Hepatitis C gibt es keine Impfung

Die große sozialmedizinische Bedeutung der Hepatitis C ergibt sich zum einen aus der Häufigkeit der Infektion – man schätzt, daß in Deutschland etwa 400.000 Infizierte leben – und zum anderen aus der sehr hohen Chronizitätsrate mit etwa 80 Prozent! Eine akute Gefahr besteht selten, aber im Laufe der Zeit führt die chronische Hepatitis C häufig zur Leberzirrhose und zum Leberkrebs. Man schätzt heute, daß etwa 50 Prozent der Leberkrebse auf das Konto der Hepatitis C gehen.

Wie bekommt man nun diese Infektion und wer ist gefährdet? Die Übertragung der Infektion erfolgt in ca. 50 Prozent der Fälle parenteral, d.h. nicht durch den Magen-Darm-Kanal. Patienten, die ständig eine Blutwäsche oder Blutübertragungen brauchen, wie z.B. Nieren- oder Bluterkranke, gehören zu den Risikogruppen. Auch Drogenabhängige oder medizinisches Personal sind höher gefährdet.[1]

Die beunruhigende Tatsache bleibt, daß wir in etwa 40 Prozent der Fälle gar keinen Infektions- oder Übertragungsweg nachweisen können! Das heißt: Jeder von uns ist potentiell gefährdet! Häufungen innerhalb einer Familie sind beobachtet worden. Da alle Altersschichten betroffen sein können, sind die Übertragungswege unklar. Möglicherweise sind gemeinsam benutzte Körperpflegemittel wie Nagelfeilen, Scheren, Handtücher, Rasierklingen etc. eine Infektionsquelle. Wahrscheinlich wird die Hepatitis C nicht durch Geschlechtsverkehr übertragen, denn nur selten erkrankt der Ehepartner eines Infizierten. Kurz: wir kennen in den meisten Fällen den Übertragungsweg nicht!

Nach einer Inkubationszeit von fünf bis zwölf Wochen zeigen sich die ersten Symptome. Diese sind allgemeiner Art. Die Patienten klagen über Unwohlsein, Appetitlosigkeit, Müdigkeit und Schwäche. Dazu kommen manchmal noch Oberbauchschmerzen, eventuell eine Leber- und Milzvergrößerung. In etwa einem Viertel der Fälle kommt es zur Gelbsucht. Die Transaminasen GOT und GPT sind leicht erhöht und schwanken leicht. Sie können sogar ganz normal sein! Die Erkrankung fängt selten mit einem Paukenschlag an. Gewöhnlich ist der Beginn eher schleichend und uncharakteristisch.

Es ist also nicht die sofortige, akute Gefahr, die die Hepatitis C auszeichnet, sondern die potentielle Gefahr der langsamen Zerstörung und Vernarbung der Leber. Denn bei der chronischen Hepatitis C kommt es in 25 bis 50 Prozent der Fälle zu einer Leberzirrhose. Nach einer weiteren Dauer von zehn bis 15 Jahren kommt es bei einem Teil der Patienten (5 bis 15 Prozent) zu einem Leberzellkrebs. Der Verlauf der Hepatitis C kann ganz unterschiedlich sein. In den ersten Monaten besteht natürlich immer die Hoffnung, daß die Transaminasen sich wieder normalisieren. Die Hepatitis kann aber auch ganz einfach fortbestehen ohne großen Schaden anzurichten. Man nennt sie dann „chronisch persistierend".

Wenn aber die Hepatitis in dem Leberpunktat der Biopsie entzündliche Veränderungen zeigt, dann ist sie eine „chronisch aktive" Hepatitis und diese Art führt zur Leberzirrhose. Die Leberzellen gehen langsam zugrunde und werden durch narbiges Gewebe ersetzt. Dieses narbige Gewebe wird immer mehr und das funktionstüchtige Lebergewebe immer weniger, bis die Leber schließlich nicht mehr in der Lage ist, ihre Arbeit auszuführen. Wir haben schon besprochen, daß die Leber lebenswichtige Eiweißkörper aufbaut, so zum Beispiel für die Blutgerinnung. Wenn diese Eiweißkörper im Blut fehlen, kann das Blut nicht mehr zeitgerecht gerinnen.

Die zweite sehr wichtige Folge der Leberzirrhose ist die Störung im Leberkreislauf. Wir haben ja gehört, daß das gesamte Blut aus dem Verdauungstrakt die Leber durchfließen muß, um dann in den allgemeinen Kreislauf zu gelangen. Durch die Leberverhärtung entsteht nun ein Hindernis in diesem Kreislauf.

Das Blut aus dem Darm versucht einen anderen Weg zu finden, um in den allgemeinen Kreislauf zu gelangen; man nennt das eine „Kollateralbildung", in deutsch: eine Umleitung. Eine solche Umleitung kann über die Hämorrhoidalvenen gehen; der Patient hat dann ausgeprägte Hämorrhoiden. Eine zweite Umleitung stellen die Venen der Speiseröhre dar. Diese erweitern sich und es kommt häufig zu lebensbedrohlichen Blutungen. Eine dritte Umleitungmöglichkeit sind die oberflächlichen Venen um den Nabel herum. Sie werden dann ebenfalls erweitert. Die Stauung des Blutes im Bauchraum ist eine der Ursachen der Bauchwassersucht. Weitere Ursachen sind die Stauung der Lymphe, der verminderte Eiweißgehalt des Blutes, der vermehrte Kochsalzgehalt des Blutes etc.

Alle möglichen Folgen der Leberzirrhose hier zu besprechen führt zu weit. Wir sollten versuchen, durch rechtzeitiges Behandeln der Hepatitis diese schwerwiegenden Folgen zu vermeiden.

Andere noch vorkommende Virushepatitiden sind die Hepatitis D, E und G. Die Therapie der Hepatitis D ist der der Hepatitis B ähnlich; die Hepatitis E wird niemals chronisch und über die Hepatitis G und die Therapiemöglichkeiten wissen wir noch sehr wenig. Wir wollen deswegen hier nur eingehend die Therapie der Hepatitis B und der Hepatitis C besprechen.

Therapie der chronischen Hepatitis B und C

Bis vor wenigen Jahren gab es in der Schulmedizin außer einer nur wenig lindernden Behandlung der allgemeinen Beschwerden keine wissenschaftlich anerkannte, wirksame Therapie gegen die Hepatitiden. Seit etwa zehn Jahren ist die Therapie mit Interferon-alpha als Standardtherapie anerkannt. Diese Therapie ist aber noch weit von einer idealen Therapie entfernt. Das hat mehrere Gründe:

- Interferon-alpha kann man nicht bei jedem Hepatitiskranken anwenden.
- Interferon muß regelmäßig gespritzt werden.
- Die Interferontherapie ist sehr teuer und mit Nebenwirkungen belastet.
- Durch die Interferontherapie kann nur etwa jeder Fünfte geheilt werden.

Dennoch ist die Interferontherapie die einzige, die von den Krankenkassen bezahlt wird, denn es gibt eben noch nichts Besseres in der Schulmedizin.

Der Einsatz von Interferon ermöglichte Fortschritte in der Behandlung der chronischen Hepatitis B und C. Leider lassen aber die Erfolge noch viel zu wünschen übrig, deshalb versucht die Wissenschaft neue Wege der Therapie zu erforschen. Einer dieser neuen Wege ist die Therapie mit Nukleosidanaloga[14] das sind chemische Verbindungen, die in den Vermehrungsprozeß des Virus eingreifen und die Vermehrung hemmen. Einige dieser neuen Mittel sind bereits im Handel; allerdings sind sie zur Behandlung der Hepatitis noch nicht zugelassen. Noch ist nicht genau abzusehen, ob sie eventuell die Therapie der Hepatitis B und C verbessern können. Wir erwähnen diese Mittel hier, um die Stoßrichtung der Therapieforschung anzuzeigen.

Wir wollen uns die Interferontherapie etwas genauer ansehen: Bei der kurzen Betrachtung des Immunsystems haben wir auch die Interferone kennengelernt. Interferone sind Stoffe, die von unseren Körperzellen produziert werden und die Vermehrung der Viren hemmen. Wenn wir zum Beispiel eine Grippe bekommen, produziert unser Körper Interferon. Wir leiden dann an Kopf- und Gliederschmerzen, an Fieber und anderen Beschwerden. Diese Symptome zeigen sich auch bei der Interferontherapie. Auch noch andere Nebenwirkungen sind möglich aber nicht sehr häufig. So gibt es die Depression als Nebenwirkung, und bei einer bestehenden Depression wird von der Interferontherapie abgeraten.

Für jede Therapie gibt es Anzeigen (Indikationen) und Gegenanzeigen (Kontraindikationen), auch für Interferon. Eine Interferontherapie bei Hepatitis C ist angezeigt, wenn eine Erhöhung der Transaminasen über sechs Monate besteht und der Virus im Blut nachweisbar ist. Die Hepatitis B gilt als ausgeheilt, wenn der Nachweis von Antikörpern (Anti HBS AK) erbracht ist und die Antigene nicht mehr vorhanden sind.

Für die Hepatitis C gilt das nicht unbedingt! Die Erhöhung der Transaminasen und der Nachweis der Antikörper gegen die Hepatitis C sagen uns, daß eine Infektion stattgefunden hat. Sie sagen uns aber nicht, ob der Virus noch im Blut ist. Um das festzustellen, brauchen wir die Polymerase-Kettenreaktion. Wenn diese Untersuchung ergibt, daß sich im Blut RNA des Hepatitis-C-Virus oder DNA des B-Virus befindet, dann wissen wir, daß der Virus weiter im Blut zirkuliert.

Die nächste Untersuchung, die nun folgen sollte, ist die feingewebliche Untersuchung der Leber. Diese Untersuchung gibt den aktuellen Stand der Entzündung in der Leber an. Wenn die Leber schon schwer geschädigt und die Leberzirrhose weit fortgeschritten ist, kann die Interferontherapie möglicherweise ein Leberversagen beschleunigen. Die Interferontherapie zeigt die besten Resultate bei jüngeren Patienten mit niedrigem Virusspiegel im Blut und günstigem Erregertyp. Der Virus der Hepatitis C kommt in mehreren Varianten vor.

Es hat sich gezeigt, daß die verschiedenen Virustypen unterschiedlich auf eine Interferontherapie reagieren. So weist der Genotyp 1b der Hepatitis C eine deutlich geringere Heilungsrate auf als der Genotyp 2 oder 3. Leider ist der Genotyp 1 in Deutschland häufiger (ca. 80 Prozent) als der Genotyp 2 oder 3, der nur etwa 20 Prozent ausmacht. Die Reaktionen der Patienten fallen bei der Interferontherapie ebenfalls unterschiedlich aus.

Nach der Interferontherapie unterscheiden sich die Patienten in drei Gruppen:

▶ Die „Responder" d.h. die, die auf die Therapie ansprechen. Innerhalb weniger Wochen wird eine Normalisierung der Transaminasen erreicht. Der Blutspiegel des Virus sinkt. Diese Gruppe hat die beste Chance auf Heilung. Die Therapie wird natürlich weitergeführt.

▶ Die „Non-Responder"; diese Patienten reagieren gar nicht auf die Therapie. Die Transaminasen (GPT, GOT) bleiben unverändert hoch. Hier hat die Interferontherapie versagt.

▶ Die dritte Gruppe reagiert zunächst günstig auf die Interferontherapie. Die Transaminasen und der Virusspiegel im Blut sinken kurzfristig. Nach Absetzen des Interferons aber steigen die Transaminasen sprunghaft an. Der Virus ist im Blut wieder nachweisbar.

Durch die Bestimmung des Genotyps des Virus läßt sich eine gewisse Vorhersage über den Krankheitsverlauf machen. Das größte Problem bereitet die dritte Gruppe. Man versucht die Interferondosis zu erhöhen, die Therapiedauer zu verlängern, oder eine Kombination mit anderen Medikamenten, wie Nukleosidanaloga, um doch noch einen Erfolg zu erzielen. Das Problem ist aber ungelöst. Insgesamt profitieren von der Interferontherapie etwa 20 Prozent der Patienten. Sie erreichen eine Dauerheilung. Die restlichen 80 Prozent der Patienten sind leider „Therapieversager". Für die Hepatitis-C-Patienten, die auf die Therapie mit Interferon-alpha nicht ansprechen, gibt es keine allgemein akzeptierte Behandlungsmöglichkeit.

Die Heilungschancen für die chronische Hepatitis B sind durch die Therapie mit Interferon etwas günstiger. Hier kommt es bei etwa 40 Prozent der Patienten zur Heilung.

Außer den Virushepatitiden gibt es noch eine weitere Leberentzündung, die sehr wichtig ist, die Autoimmunhepatitis.

Die Autoimmunhepatitis

Diese Form der Hepatitis, wird nicht durch einen Erreger von außen hervorgerufen, sondern die Entzündung entsteht in der Leber selbst.[15] Um zu verstehen wie sich dieses Leiden entwickelt, müssen wir noch einmal kurz über das Immunsystem sprechen.

Unser Körper besitzt Abwehrkräfte, um sich gegen Feinde von außen zu verteidigen. Man kann sagen, diese Abwehrkräfte sind unsere Soldaten, die gegen jeden Fremdling angehen und ihn vernichten. Bevor sie aber gegen den Fremdling vorgehen, müssen sie erst feststellen, daß der Fremdling auch ein Fremdling ist!

Wie unterscheiden unsere „Soldaten" Freund und Feind? Jeder Eindringling, sei es ein Virus, ein Bakterium oder ein Blütenpollen trägt auf seiner Oberfläche bestimmte charakteristische Merkmale. Unsere Abwehrzellen suchen nun wie Spürhunde die bestimmenden Merkmale eines Feindes und greifen ihn an. Bei einem Autoimmunleiden verwechseln die Abwehrzellen Merkmale der eigenen Körperzellen mit Merkmalen von Eindringlingen und greifen den eigenen Körper wie einen gefährlichen Feind an.

Die Erforschung der Autoimmunleiden ist noch voll im Gang, und täglich finden wir neue Einzelheiten.[16] Für uns ist hier nur wichtig, daß körpereigene Zellen von der körpereigenen Abwehr angegriffen und vernichtet werden. Deswegen heißt diese Hepatitis „auto-immun", d.h. ein fehlgeleitetes Immunsystem greift die eigenen Leberzellen an! Die Ursache der chronischen aktiven Autoimmunhepatitis (CAAH) war lange Zeit ungeklärt. Nur mit bestimmten Laboruntersuchungen konnte man die CAAH nachweisen.

Bei dieser Hepatitis findet man verschiedene Antikörper im Blut zum Beispiel:

▶ ANA (antinukleäre Antikörper): gegen die Zellkerne gerichtete Antikörper
▶ AMA (antimitochondriale Antikörper): gegen die Mitochondrien (das sind Organe innerhalb der Zelle) gerichtete Antikörper
▶ SMA: Antikörper gegen glatte Muskulatur
▶ LKM (liver kidney microsom): Antikörper gegen Leber und Nierenzellen.

Je nachdem welche Antikörper nachweisbar sind, unterteilt man die CAAH in verschiedene Gruppen.

Die Anzahl der zu untersuchenden Antikörper wächst noch ständig. Dieses Phänomen ist nicht nur auf diese eine Krankheit beschränkt. Die primär chronische Gelenkentzündung entsteht ebenfalls durch ein fehlgeleitetes Immunsystem. Die Autoimmunhepatitis ist gar nicht so selten. Man schätzt, daß in den westlichen Ländern etwa 20 Prozent der Leberentzündungen Autoimmunhepatitiden sind.[33] Einen spezifischen Bluttest für diese Krankheit gibt es nicht. Verschiedene andere Tests auf Antikörper und die Blutbefunde ergeben die Diagnose.

Das Krankheitsbild ist nicht ganz einheitlich. Am Beginn der Krankheit stehen unspezifische Beschwerden wie Abgeschlagenheit, Müdigkeit und häufig Gelenkschmerzen. Bei der Blutuntersuchung sind die Transaminasen GOT und GPT erhöht. Auch das Bilirubin ist mehr oder weniger oft erhöht. Zu einem geringen Prozentsatz beginnt die CAAH wie eine akute Hepatitis. Meistens sind junge Frauen zwischen 16 und 40 Jahren betroffen, seltener alte Menschen und Männer. Es kommt vor, daß Blutsverwandte des Patienten an anderen Autoimmunleiden erkrankt sind. Die Krankheit kann ganz akut auftreten, aber sie kann auch so schleichend verlaufen, daß erst, wenn die Zirrhose bereits voll entwickelt ist, die Krankheit diagnostiziert wird. Manchmal machen die sogenannten Leberhautzeichen oder die Gelbsucht auf die Krankheit aufmerksam.

Für die Diagnose ist die Untersuchung der Leber sehr wichtig. Die Erhöhung der Transaminasen wurde bereits erwähnt. Eine Erhöhung der GLDH (s. Glossar) und des Bilirubins ist bei dieser Hepatitis häufiger als bei der Virushepatitis. Wie schon vorher gesagt, müssen noch andere Blutparameter bestimmt werden, die Auskunft über das Immunsystem geben.

Nach der Vorstellung der Schulmedizin ist die einzig richtige Therapie die Unterdrückung des wildgewordenen Immunsystems. Es wird also eine immunsupressive Therapie, die ja hier logisch und folgerichtig ist, durchgeführt. Man behandelt die Autoimmunhepatitis mit **Cortison** und anderen Immunsupressiva.

Für die Auto-immunhepatitis muß die Abwehr unterdrückt, für die Virushepatitis muß sie gestärkt werden

Wie wir gesehen haben, ist das Krankheitsbild der Autoimmunhepatitis sehr ähnlich dem der Virushepatitis. Aber für die Autoimmunhepatitis muß die „wildgewordene" Abwehr unterdrückt werden, für die Virushepatitis muß sie gestärkt werden. Wegen der immunsupressiven Therapie muß aber die Diagnose unbedingt richtig sein. Die immunsupresive Therapie der Autoimmunhepatitis ist immer eine Langzeittherapie. Wenn die Krankheit zum Stillstand kommt, wird die Medikamentendosis reduziert; da es aber häufig zum Wiederaufflackern der Krankheit kommt, muß man die Dosis erneut erhöhen.

Der natürliche Verlauf der Autoimmunhepatitis ist sehr unterschiedlich. Bei manchen Patienten bleiben die Transaminasen konstant gering erhöht. Bei anderen kommt es zu Phasen stärkerer Entzündung, die mit Phasen völligen Stillstandes abwechseln. Die immunsupressive Therapie bringt zweifelsohne eine gute Besserung der Autoimmunhepatitis. Aber der Patient muß darüber aufgeklärt werden, daß die Therapie über Jahre durchgeführt werden muß. Man versucht natürlich, die Cortisonerhaltungsdosis so niedrig wie möglich zu halten, aber sie muß noch hoch genug sein, um das Immunsystem vom Angriff gegen die eigenen Leberzellen abzuhalten.

Letztendlich muß der Patient selbst entscheiden, welche Therapie er bevorzugt. Zuvor aber muß er genau aufgeklärt werden über die Vor- und Nachteile einer Therapie. Die Notwendigkeit der genauen Aufklärung des Patienten gilt nicht nur für die Therapie der Autoimmunhepatitis, sondern für alle Krankheiten der Leber.

Über die Möglichkeiten der ayurvedischen Therapie wird später noch gesprochen werden.

Es gibt zwei weitere Autoimmunerkrankungen der Leber:

Die primäre biliäre Zirrhose

Diese Krankheit zerstört fortschreitend die kleinen Gallengänge. Die Patienten sind meistens Frauen zwischen dem 40ten und 60ten Lebensjahr; zwar sind auch Männer betroffen, aber das Verhältnis ist zehn zu eins. Leider hilft bei diesem Krankheitsbild die immunsupressive Therapie nicht. Das einzige Mittel, das eine gewisse Besserung bringt, ist die **Ursodeoxycholsäure** (INN). Die Krankheit ist nicht ansteckend. Sie ist auch nicht durch Alkoholgenuß verursacht. Die Symptome variieren stark; manchmal vergehen zehn Jahre, bis sich die Symptome zeigen. Die Diagnose wird durch Laboruntersuchungen, Röntgenuntersuchungen, Ultraschall, Leberbiopsie und Laparoskopie gestellt. Bestimmte Antikörper im Blut sind nachweisbar. Nach der Zerstörung der kleinen Gallengänge kommt es dann zu einer Zirrhose mit all ihren Folgen.

Die primär sklerosierende Sklerose

Bei dieser Krankheit sind die großen Gallengänge betroffen. Im Laufe der Erkrankung kommt es zu einer Einengung der Gallengänge, dadurch wird auch der Gallenfluß behindert. Daraus folgt eine Gelbsucht und später eine Zirrhose. Auch hier liegt die wahrscheinliche Ursache in einer Störung des Immunsystems.

Der Patient muß über die Vor- und Nachteile einer Therapie genau aufgeklärt werden

Die Anfangssymptome beider Krankheiten sind uncharakteristisch; aber einige geben doch Hinweise auf eine Lebererkrankung:

▶ große Schwäche und Müdigkeit
▶ Hautjucken und Hautveränderungen wie z.B. gelbe Knoten auf der Haut
▶ dunkle Hautflecken und rote Flecken in den Handinnenflächen
▶ Verdauungsstörungen und Fettunverträglichkeit
▶ Appetitlosigkeit, trockene Augen, trockener Mund.

Die Leber schmerzt nicht, aber im Laufe der Zeit leidet der ganze Stoffwechsel, und im späteren Stadium treten noch einige weitere Symptome auf wie:

▶ Gelbsucht
▶ Bauchwassersucht
▶ Blutungsneigung,
▶ Knochenschmerzen, Knochenschwund, Gelenkschmerzen

Das Fortschreiten der Krankheit ist unterschiedlich rasch: von wenigen Jahren bis zu mehreren Jahrzehnten ist alles möglich. Die Therapie mit der Ursodeoxycholsäure zeigt gewisse klinische Besserungen der Symptome und des Gallenflusses. Die immunsypressive Therapie ist wirkungslos.

Wir haben bisher die verschiedenen Formen der chronischen Hepatitiden kennengelernt. Diese Darstellung ist aber keinesfalls umfassend! Es gibt noch zahlreiche andere Lebererkrankungen und Leberstörungen. Sie sollen hier in einem kurzen Abriß gezeigt werden.

Andere Erkrankungen der Leber

Das augenfälligste Symptom der Leberkrankheiten ist die Gelbsucht. Sie entsteht durch die Vermehrung der Gallenfarbstoffe in unserem Körper. Dieses Mehr an Gallenfarbstoffen kann durch eine erhöhte Produktion bedingt sein oder durch eine fehlerhafte Verarbeitung und Ausscheidung des Bilirubins.

Manche Bluterkrankungen verursachen einen vermehrten Zerfall von roten Blutkörperchen, dadurch wird das anfallende Bilirubin vermehrt und es kommt zu einer Gelbsucht. Das ist z.B. der Fall bei einer Malaria, die aber keine Leberkrankheit ist.

Die Meulengrachtsche Krankheit

Manchmal ist der Transport des Bilirubins gestört. Eine solche Krankheit ist die erbliche Gelbsucht der Jugendlichen, oder die Meulengrachtsche Krankheit, so genannt nach einem dänischen Arzt. Sie betrifft ungefähr fünf bis sieben Prozent der Bevölkerung. Bei Männern tritt sie etwa viermal häufiger auf als bei Frauen. Die Leberuntersuchung zeigt außer der Erhöhung des Bilirubins keine krankhaften Zeichen. Eine Therapie ist nicht nötig, aber die Diagnose muß gestellt werden!

Gallengangsatresie

Eine seltene angeborene Krankheit ist die Gallengangsatresie. Durch einen Defekt in der Entwicklung fehlt die Anlage der Gallengänge. Es kommt zu einem Gallenstau in der Leber. Die Therapie besteht in der sofortigen Operation.

Porphyrie

Bei dieser angeborenen Stoffwechselstörung der Leber ist der Stoffwechsel des Bluteiweißes (Häm) gestört. Es kommt dann zu Bauchkrämpfen, Koliken, Hautempfindlichkeit auf Licht

(Lichtdermatose) und sogar zu den Symptomen einer Nervenkrankheit. Durch die Bauchkrämpfe, die wie Nieren- oder Darmkoliken erscheinen, werden die Kranken oft unnötigerweise untersucht und therapiert. Die „Urinschau" weist auf die richtige Diagnose: wenn der Urin einige Stunden dem Licht ausgesetzt wird, färbt er sich dunkelrot. Die wichtigste Therapie ist auch hier: Daran denken!

Gallensteine

Eine wesentlich häufigere Krankheit sind Gallensteine. Sie bilden sich gewöhnlich in der Gallenblase, wo die Galle gesammelt und konzentriert wird. In der Gallenflüssigkeit befindet sich auch sehr viel Cholesterin, das nur schwer löslich ist. Die Gallensteine selber enthalten hohe Anteile an Cholesterin. Wenn ein Stein den Gallenfluß hindert, kommt es zur Gallenkolik. Eine steinhaltige Gallenblase neigt zu Entzündungen oder gar zur Vereiterung. Sehr oft aber bleiben die Steine ohne Beschwerden in der Gallenblase liegen und werden eher zufällig entdeckt.

Die Entfernung der Gallensteine erfolgt auf verschiedene Weise: man kann sie zertrümmern mit Stoßwellen, oder endoskopisch durch einen kleinen Schnitt in der Bauchdecke entfernen. Manche Steine lassen sich auch auflösen. Die Therapie muß individuell mit dem Arzt abgestimmt werden. Auch die ayurvedische Therapie bietet Möglichkeiten gegen die Gallensteine.

Alkoholleber

Eine weitere, ebenfalls recht häufige Erkrankung ist die Alkoholleber. Alkohol ist ein Gift, das ganz besonders der Leber schadet. Eine gewisse Menge Alkohol kann eine gesunde Leber vertragen (etwa 60 Gramm für einen Mann und 45 Gramm für eine Frau pro Tag; dabei beträgt die Abbaurate beim Mann 0,1 Gramm/kg Körpergewicht, bei der Frau 0,085 Gramm/kg

Körpergewicht pro Stunde). Weil aber der Leber noch andere Gifte zugeführt werden, wie zum Beispiel Pestizide, Insektizide oder Medikamente, ist es unbedingt notwendig, bei jeder Leberkrankheit auf Alkohol völlig zu verzichten. Für die Alkoholkrankheit der Leber ist die Alkoholabstinenz in jedem Stadium von Vorteil; ja sogar eine schon bestehende Zirrhose wird durch die Abstinenz günstig beeinflußt.

Speicherkrankheiten

Eher seltene Krankheiten der Leber sind die Speicherkrankheiten. Für ihren Stoffwechsel braucht die Leber nicht nur die Enzyme, sondern als Bausteine auch einige Spurenelemente. Zwei dieser lebenswichtigen Spurenelemente sind das Eisen und das Kupfer. Eine gewisse Menge Eisen und Kupfer finden sich immer in den Leberzellen. Sie lagern dort sozusagen für „Notzeiten".

Es gibt aber einen erblichen Defekt, bei dem der Stoffwechsel erheblich größere Mengen Eisen aus dem Darm aufnimmt, als die Leber verstoffwechseln kann. Dieses überflüssige Eisen wird in den verschiedenen Geweben abgelagert und natürlich auch in der Leber. Die Symptome dieser Krankheit treten etwa mit dem 50ten Lebensjahr auf, bei Frauen erst nach den Wechseljahren. Die Haut nimmt eine graubraune Farbe an, die Leber ist vergrößert, oft bestehen Gelenkbeschwerden. Ohne Behandlung kommt es zu einer Vernarbung der Leber mit allen damit einhergehenden Funktionseinbußen. Die Diagnose wird aus der Blut- und Gewebeuntersuchung gestellt. Bei rechtzeitiger Therapie mit regelmäßigen Aderlässen, ist die Krankheit gut beherrschbar. Da es sich bei dieser Erkrankung um eine Erbkrankheit handelt, ist bei Auftreten der Krankheit unbedingt eine Familienberatung notwendig. Die Krankheit kommt zum Durchbruch, wenn beide Eltern das defekte Gen besitzen.

Die Kupferspeicherkrankheit ist ebenfalls erblich. Sie verhält sich ganz ähnlich wie die Eisenspeicherkrankheit. Dem

Körper fehlt die Möglichkeit, das Kupfer weiter zu transportieren und es loszuwerden. Die ersten Krankheitssymptome zeigen sich meistens um das 15. Lebensjahr manchmal auch früher. Leber und Milz sind dann vergrößert. Es kommt zu einer Leberentzündung mit oder ohne Gelbsucht. Bei Jugendlichen zeigen sich sehr oft Anzeichen für eine Störung des Nervensystems. Man findet Sprach- und Schreibstörungen, Zittern der Hände und Füße, Gang- und Schluckstörungen, unwillkürliche Zuckungen und fahrige Bewegungen. Das Kind oder der Jugendliche schneiden Grimassen, die schulischen Leistungen lassen nach, das ganze Wesen ändert sich. Je nach Ablagerung des Kupfers in den verschiedenen Organen zeigen sich noch andere Störungen. Leider ist die Therapie nicht so einfach wie ein Aderlaß. Das überflüssige Kupfer muß aus dem Körper entfernt werden, neue Ablagerungen müssen verhindert werden. Bei rechtzeitig einsetzender Therapie ist die Prognose günstig. Auch bei dieser Krankheit ist die Familienberatung sehr wichtig.

Hepatische Encephalopathie

Es gibt einige Leberkrankheiten, die verschiedene neurologische Symptome verursachen. Bei der Kupferspeicherkrankheit waren es Sprach- und Schreibstörungen, Gangabweichungen und Lernschwäche; aber auch Depressionen als Symptom einer Leberkrankheit sind nicht ungewöhnlich. Ja, im Verlauf einer Leberkrankheit kann es zu einer echten Hirnstörung kommen. Man spricht dann von einer hepatischen Encephalopathie. Das ist ein Sammelbegriff und bedeutet „leberbedingte Hirnstörung".

Unsere Leber dient vor allem der Entgiftung. Dabei sind nicht nur die mit der Nahrung aufgenommenn Gifte gemeint, sondern auch die giftigen Stoffe, die bei der Aufspaltung der Nahrung entstehen. Bei fast allen Leberkrankheiten ist die Verdauung gestört, und dadurch können Fäulnisstoffe in das Blut gelangen ohne vorher entgiftet worden zu sein. Wenn schon gar eine Leberzirrhose vorliegt, haben sich bereits Umleitungen der Arterien und Venen gebildet. Das Blut fließt nicht mehr durch die Leber, sondern wird durch den Umgehungskreislauf geleitet. Dabei werden die Giftstoffe ungeklärt dem Gehirn zugeführt.

Man unterteilt diese Hirnstörungen in verschiedene Stadien: von kaum merklichen Veränderungen bis hin zur tiefen Bewußt-losigkeit. In den Anfangsstadien ist der Patient geistesabwesend, schläfrig, kann sich nicht mehr konzentrieren; er bildet dann eine Gefahr für sich und andere, besonders wenn er am Straßen-verkehr teilnimmt. Patienten mit einer Leberzirrhose sollten deswegen regelmäßig untersucht werden, ob die Entgiftungs-funktion der Leber noch einigermaßen intakt ist. Es gibt einfa-che Therapien für die Anfangsstadien des Leberversagens. So leistet die Lactulose, ein künstlich hergestellter Zucker, gute Dienste. Wichtig ist nur, daß die Gefahr erkannt wird!

Erkrankungen an der Leber wie Leberzysten, Abszesse, Tu-moren oder Metastasen sollen hier nicht behandelt werden, da sie zum Aufgabengebiet der Chirurgen gehören.

Das Hauptanliegen dieser kurzen Abhandlung sollen die ent-zündlichen Lebererkrankungen und ihre ayurvedische Therapie sein. Die modernen Therapiemöglichkeiten lassen sich durchaus mit der ayurvedischen Therapie kombinieren. Letztlich muß der Patient entscheiden, welche Therapie er bevorzugt; aber zuvor muß er genau aufgeklärt werden, über die Vor- und Nachteile einer Therapie. Weil die moderne Therapie noch so unbefriedi-gend ist, sollen hier die Möglichkeiten des Ayurveda dargestellt werden.

Ayurveda

Die klassische indische Medizin heißt Ayurveda; sie birgt einen großen, jahrtausendealten Erfahrungsschatz.

Heute sind die sogenannten „alternativen Heilmethoden" in aller Munde. Das Wort „alternativ" setzt voraus, daß eine Methode eine andere ersetzen soll. Wirkliche „Alternativen" gibt es aber nur sehr selten. Es handelt sich vielmehr um „ergänzende" Heilmethoden.

Wäre die Schulmedizin in der Lage, alles optimal zu behandeln, so bräuchten wir keine alternativen Methoden, es sei denn, der persönliche Geschmack würde eine Rolle spielen. Das gilt für alle Methoden. Tatsächlich aber ist es so, daß die Schulmedizin zwar riesengroße Fortschritte gemacht hat, daß sie aber von einem vollkommenen Medizinsystem nach wie vor sehr weit entfernt ist, wie man bei den chronischen Krankheiten leicht sehen kann: Trotz all unserer heutigen Therapieversuche bleibt die Therapie dieser Krankheiten unbefriedigend, und gerade diese belasten unser Gesundheitssystem am meisten. Es ist durchaus keine Schande, dieses Faktum öffentlich zu bekennen. Zwar versucht die Schulmedizin „wissenschaftlich" vorzugehen; das Objekt der Medizin aber, der Mensch, ist viel zu komplex, er läßt sich bis jetzt höchstens in Randbezirken mathematisch oder physikalisch exakt messen. Es ist deshalb in absehbarer Zeit nicht möglich, die Medizin mit anderen Naturwissenschaften wie Chemie oder Physik auf eine Stufe zu stellen.

Außerdem hat die Medizin sehr viel mit „Erfahrung" zu tun. Wir stellen eine Arbeitshypothese auf, müssen sie aber ständig korrigieren. Wir müssen in der Medizin immer neue Erfahrungen suchen und unsere Kenntnisse ergänzen.

Exakt an dieser Stelle wird Ayurveda für uns interessant! Ayurveda beinhaltet die Erfahrungen von Generationen von Ärzten und hat eine Tradition von mindestens 5.000 Jahren. Kein anderes medizinisches System hat eine solch lange, lebendige Tradition, ausgenommen vielleicht die chinesische Medizin. Wir sollten Ayurveda studieren, um unsere Kenntnisse zu erweitern und zu ergänzen.

Was ist Ayurveda?

Das Wort Ayurveda setzt sich zusammen aus zwei Worten: *Ayus* und *Veda*. *Ayus* heißt in Sanskrit „Leben" und *Veda* heißt „Wissen". Zusammengenommen heißt Ayurveda „Die Wissenschaft vom Leben".[17] Gerade hier haben wir den Unterschied zur Schulmedizin: Die Schulmedizin ist die „Heilkunde", Ayurveda ist die „Lebenskunde".

Dieses Ayurveda hat seinen Ursprung in den heiligen Schriften der Inder, in den *Veden*. In den *Veden* haben die Weisen des Volkes alles Wissenswerte zusammengetragen. Ayurveda ist zwar aus den Veden hervorgegangen, seine spätere Entwicklung ist aber eine eigenständige.

> Der Zweck von Ayurveda ist nach eigenem Bekunden, nicht nur die Krankheiten zu heilen, sondern auch die Gesundheit der Gesunden zu erhalten.[18]

Zahlreiche Bücher existieren über Ayurveda, aber noch viel mehr sind verlorengegangen. Man findet Hinweise auf diese verlorengegangenen in den noch vorhandenen. Die existierenden Ayurvedabücher sind häufig revidiert worden; aber was alles revidiert wurde, ist nicht bekannt. Durch die zahlreichen Revisionen und durch die verschiedenen Autoren sind teilweise widersprüchliche Aussagen entstanden. Man muß daher die Bücher kritisch lesen und vorsichtig interpretieren. Trotzdem sind die Grundpostulate und Thesen durch die Jahrhunderten gleichgeblieben, wenn auch Detailfragen durch neue Erkenntnisse und Erfahrungen anders gelöst wurden.

Die Grundpostulate sind durch die Jahrhunderte gleichgeblieben; Detailfragen wurden durch neue Erfahrungen anders gelöst

Menschenbild und Grundgedanken im Ayurveda

Das Menschenbild und das Weltbild der modernen Medizin hat sich ständig verändert; es ist aber nur verständlich durch Kenntnisse der zugrunde liegenden Wissenschaften wie Physik, Biologie und Chemie. Um Ayurveda zu verstehen, müssen wir uns zunächst mit dem Weltbild und Menschenbild des Ayurveda vertraut machen.

Ayurveda hat das Menschenbild aus den verschiedenen indischen Philosophiesystemen übernommen, hauptsächlich aber von der Sankya-Philosophie.

> Nach diesem System besteht die Welt aus zwei Grundprinzipien:
> ▶ *Puruscha* oder das lebendige Prinzip, das unendlich zahlreich ist und jedem Lebewesen innewohnt; und:
> ▶ Die allen gemeinsame *Prakriti* oder die Natur.

Der Begriff *Prakriti* ist sehr umfassend; das Weltall, Sonne, Mond, die Planeten, die Erde und alles auf der Erde Existierende gehört zur *Prakriti*. Aus dieser Urnatur entwickeln sich verschiedene Stoffgruppen. Man nennt sie zwar Elemente, aber es sind Stoffgruppen von der feinsten bis zur gröbsten Zusammensetzung.

> Übersetzt nennt man diese Stoffgruppen:
> **Äther (Raum), Wind, Feuer, Wasser und Erde.**
> Alle sinnenerfaßbaren Gegenstände sind aus einer Mischung dieser fünf Elemente zusammengesetzt.

In einer Faustvoll Erde überwiegt zwar das Erdelement, aber die anderen vier Elemente sind hier ebenfalls vorhanden. Auch der Mensch setzt sich aus diesen fünf Elementen zusammen. Der menschliche Körper besteht aus verschiedenen Organen und Geweben. Dieser Körper soll harmonisch funktionieren.

Die drei Bioenergien:
Vata, Pitta und Kapha

Für die Körperfunktionen postuliert Ayurveda drei Bioenergien oder Wirkkräfte.[19] Diese Bioenergien besitzen verschiedene Eigenschaften. Jede Eigenschaft braucht aber ein Substrat. Nehmen wir die Eigenschaft „heiß". Wasser kann heiß sein, eine Glühbirne kann heiß sein, aber „heiß" allein existiert nicht. Die Eigenschaft entfaltet eine Wirkung, z.B.: die Hitze kann kochen. Diese Trias: Substrat, Eigenschaft und Wirkung gehören immer zusammen.[20]

Da die Bioenergien Wirkungen zeigen, müssen sie auch ein Substrat haben und Eigenschaften besitzen. Die Bioenergien nennt Ayurveda *Vata*, *Pitta* und *Kapha*. Dies ist ein zentrales Postulat in Ayurveda, das wir näher erläutern müssen.

> ► *Vata* heißt wörtlich: der Wind; im übertragenen Sinne aber auch Bewegung, Transport und anderes mehr.
> ► *Pitta* heißt wörtlich: die Galle; im übertragenen Sinne aber das Feuer, oder die Kraft, die für den Stoffwechsel zuständig ist.
> ► *Kapha* heißt wörtlich: der Schleim; im übertragenen Sinne aber die Aufbaukraft, die Schutzkraft, die Schmierkraft.

Diese drei Begriffe sind für einen modernen Menschen doch recht verwirrend! Wie können Wind, Galle und Schleim unseren Körper in Gang halten? Nach Ayurveda sind diese drei Kräfte in jeder Zelle unseres Körpers tätig.

Vata regelt so z.B. alle Bewegungen in unserem Körper; die Muskelkraft, der Transport der Nahrung vom Mund zum Magen und weiter durch den Magen-Darm-Kanal sind Funktionen des *Vata*. Es ist auch zuständig, die verdauten Speisen in Nährsaft und später in die Ausscheidungen Kot und Urin abzuspalten. Die Ausscheidungen werden aus dem Körper hinausbefördert durch die Kraft des *Vata*; der Nährsaft wird dahin transportiert, wo er gebraucht wird; und der Blutkreislauf funktioniert ebenfalls durch *Vata*. Außerdem ist *Vata* noch zuständig für die Funktion unserer Sinnesorgane, unserer Psyche und der Atmung.

Pitta ist zuständig für die Verdauung unserer Nahrung und auch für die Umwandlung des Nährsaftes in die verschiedenen Körpergewebe. *Pitta* regelt die Körperwärme, aber auch unsere Sehkraft, die Intelligenz und die persönliche Ausstrahlung.

Kapha obliegt die Aufbaufunktion. Die Bausteine, die durch *Vata* transportiert und durch *Pitta* umgewandelt werden, werden durch die Funktion des *Kapha* in die verschiedenen Körpergewebe und Organe eingebaut. Außerdem schützt *Kapha* den Magen vor dem „Verdauungsfeuer", daß es nicht den Magen selbst angreift. Durch seine Schmierfunktion schützt *Kapha* die Gelenke und andere bewegliche Teile vor dem Verschleiß. *Kapha* ist zuständig für die Körperlichkeit und die Festigkeit unseres Körpers.

Alle Körperfunktionen werden durch diese drei Bioenergien gesteuert. Solange sie normal funktionieren, nennt man sie „Erhalter" oder *Dhatu* unseres Körpers. Das Wort *Dhatu*, wird auch benutzt für die verschiedenen gesunden Körpergewebe, wie Blut, Fleisch, Fett, Knochen etc.

Wenn aber der Körper krank wird, geraten diese drei Bioenergien als erste aus dem Gleichgewicht und können dann ihre physiologische Arbeit nicht mehr verrichten. Man nennt sie dann nicht mehr die „Erhalter", sondern die „Verderber" oder *Doshas*, die „Krankmacher".

Diese verdorbenen *Doshas* müssen aus dem Körper wieder heraus, um diesen gesund zu machen. Wenn sie als „Ausscheidungen" (wie Kot oder Urin) den Körper verlassen können, nennt man sie *Mala*. Die Ausscheidung, Blähungen, Galle, Schleim sind solche Mala.

Weil diese Physiologie doch reichlich fremd ist, man aber diese Begriffe verstehen muß, um die ayurvedische Krankheitslehre und Therapie zu begreifen, hier noch einmal eine kurze Zusammenfassung:

Vata, *Pitta* und *Kapha* sind drei Bioenergien, die in jeder Zelle unseres Körpers wohnen. Sie sind für die physiologischen Funktionen unseres Körpers zuständig. Wenn sie nicht richtig funktionieren, entstehen zahlreiche Krankheiten; sie heißen dann *Doshas* oder Krankmacher.

Die verdorbenen Bioenergien *Vata*, *Pitta* und *Kapha* (oder das Substrat) müssen aus dem Körper entfernt werden, um den Körper gesund zu machen oder sie müssen an Ort und Stelle unschädlich gemacht werden. Die Therapie versucht, sie als Ausscheidungen aus dem Körper herauszuleiten oder an Ort und Stelle zu neutralisieren.

Wechselbeziehungen zwischen Mensch und Umwelt

Der Mensch lebt aber nicht als ein isoliertes Einzelwesen. Er bleibt ständig in Wechselbeziehungen zu seiner Umwelt.[21] Diese Wechselbeziehungen zwischen Mensch und Umwelt sind die wichtigsten Ursachen für die Gesundheit oder Krankheit des Menschen.

Ayurveda unterteilt diese Wechselbeziehungen in drei Gruppen: Zeit, Objekte und Tätigkeiten des Menschen.

- Die Zeit: die Tageszeit, die Jahreszeiten und das Alter des Menschen.
- Die Objekte aus der Umwelt: dazu gehören der Wind, die Sonne, die Nahrung und die Getränke, die Luft, die wir atmen aber auch die Umweltgifte und die Bakterien und vieles andere mehr,
- Die Tätigkeiten des Menschen: Diese Tätigkeiten wie Arbeit oder Sport, der Erwerb von Gütern und deren Konsum, beeinflussen einerseits den Menschen, andererseits aber auch die Umwelt.

Alle diese drei Kategorien verändern unseren Körper. Der Kontakt kann zuviel, zuwenig oder falsch und unsachgemäß sein. Nehmen wir als Beispiel die Sonne: stundenlanges Sonnenbaden ist schädlich, überhaupt keine Sonne zu genießen, ist ebenfalls schädlich. Am ersten Urlaubstag mehr als ein kurzes Sonnenbad zu nehmen, ist unsachgemäß. Alle diese „Kontakte" fördern die Krankheit. Nur der vernünftige, optimale Sonnengenuß wird die Gesundheit fördern.

Was ist Krankheit? Was ist Gesundheit?

Eine wichtige Frage für jedes medizinische Lehrgebäude ist die Festlegung, was ist Krankheit, was ist Gesundheit? Im allgemeinen wird Krankheit als ein regelwidriger Zustand des

Körpers bezeichnet. Aber was ist die Regel? Die WHO („World Health Organisation", zu deutsch: Weltgesundheitsorganisation) definiert die Gesundheit als ein vollkommenes körperliches, psychisches und gesellschaftliches Wohlbefinden, und nicht nur als die Abwesenheit von Krankheit und Schwäche. Danach sind die Gesunden eine absolute Minderheit! Nach Ayurveda ist die Gesundheit kein statischer sondern ein dynamischer Zustand.

Die Gesundheitsdefinition nach Ayurveda ist:

▶ Alle Körpergewebe und Organe funktionieren in Harmonie.
▶ Die Stoffwechsellage ist ausgeglichen.
▶ Körper und Psyche sind in Einklang.
▶ In Körper und Seele herrscht das Gefühl des Wohlbefindens.[22]

Natürlich ist das ein idealer Zustand! Genauso wie die Definition der WHO! Dieser Zustand ist ständig gefährdet durch die Wechselbeziehungen zwischen dem Menschen und seiner Umwelt. Das bedeutet aber nicht nur Gefahr für unsere Gesundheit! Darin liegt auch die Chance, gesund zu werden und zu bleiben! Nach Ayurveda ist jede Therapie darauf abgestimmt, die Harmonie in Körper und Psyche und die Harmonie zwischen Mensch und Umwelt wiederherzustellen.

Die Therapie nach Aryuveda ist darauf abgestimmt, die Harmonie zwischen Körper und Psyche und zwischen Mensch und Umwelt wiederherzustellen

Die sechs Stufen der Krankheitsentstehung

Unser Körper hat eingebaute Puffersysteme. Nicht jeder kleine Störfaktor verursacht eine manifeste Krankheit. Nur wenn der Mensch seine ungesunde Lebensweise weiter fortführt, oder die Störung zu massiv ist, wird der Mensch krank. Nehmen wir das Beispiel einer einfachen Fiebererkrankung: Mißachtet ein Mensch die einfachsten Gesundheitsregeln und ernährt sich völlig einseitig, oder setzt er sich ständig übermäßig dem Wind oder der Sonne oder Kälte aus, so entsteht zunächst in seinem Körper eine gewisse Disharmonie. Der Körper sammelt die *Doshas*, die „Krankmacher", wie der Ayurvedaarzt sagen würde.

Diese sechs Stufen gestalten sich wie folgt:
- In der ersten Stufe der Krankheitsentstehung sind die krankmachenden Stoffe noch zu schwach und bewirken noch keine Krankheit. Aber der Körper verspürt bereits die Notwendigkeit zur Einleitung von Gegenmaßnahmen. Zu diesem Zeitpunkt hat der Patient noch Zeit, vorbeugend einzugreifen.
- Wenn er aber seine ungesunde Lebensweise weiter fortführt, dann kommt der Punkt, an dem die *Doshas* „unbändig" werden. Dies ist die zweite Stufe in der Krankheitsentstehung im Ayurveda.
- Die dritte Stufe wird erreicht, wenn die *Doshas* anfangen, im Körper umherzuwandern, um die schwächste Stelle zu finden.
- In der vierten Stufe haben die Krankmacher einen geeigneten „Nistplatz" gefunden und nisten sich hier ein.
- In der fünften Stufe endlich wird die Krankheit manifest. Jetzt zeigen sich sämtliche Symptome wie Fieber, Abgeschlagenheit, Appetitlosigkeit, Schmerzen etc.
- Die sechste Krankheitsstufe schließlich bringt die Komplikationen und die Differenzierung.

Diese sechs Krankheitsstufen verlaufen manchmal sehr rasch, manchmal aber auch recht langsam. Außerdem sind viele Varianten im Verlauf der Krankheitsentstehung möglich. Nach Ayurveda sind Bakterien, Viren und andere Krankheitserreger durchaus eine Ursache für die Erkrankung. Sie gehören mit in die Kategorie der Umwelteinflüsse. Sie werden aber nur dann wirksam, wenn gleichzeitig eine Störung in der Harmonie vorliegt. Dieses kleine Beispiel zeigt, wie in der Ayurvedamedizin die Pathogenese (Entstehung und Entwicklung einer Krankheit) beschrieben wird.

In dem obigen Beispiel haben wir nur die körperliche Pathogenese dargelegt. Nach Ayurveda aber ist die Psyche immer mitbeteiligt. Der oben angegebene Verlauf wird stark von der Psyche modifiziert, so wie auch die körperlichen Symptome die Psyche stark beeinflussen. Psyche und Körper sind eine Einheit!

Die Diagnose im Ayurveda

Bevor nun die Therapie der Krankheit anfängt, sollten ein paar Gedanken über die Diagnose dargelegt werden. Bekanntlich ist eine vernünftige und sinnvolle Therapie nur möglich nach Stellung der korrekten Diagnose. Die Kritiker des Ayurveda behaupten, daß Ayurveda keine Diagnose im Sinne der modernen Medizin stelle.

Aber was ist eigentlich eine Diagnose? Das Wort Diagnose bedeutet „der Durchblick" (griech.: dia-durch; gnosis-Wissen). Die Diagnosen in der modernen Medizin heißen z.B. Appendicitis (Blinddarmentzündung) oder Hepatitis etc. Diese Bezeichnungen beschreiben aber einen Tatbestand, ähnlich einer Unfallfotografie: Wir sehen auf dem Bild das demolierte Auto und die Mauer. Über die Ursachen des Unfalls, wie zum Beispiel zu schnelles Fahren eines unerfahrenen Autolenkers, sagt das Bild nichts aus. Natürlich ist die moderne Diagnose eng verknüpft mit der Pathogenese (siehe Glossar). Aber auch die Pathogenese sagt noch nichts über die Ursachen einer Krankheit aus.

Hier liegt der Hauptunterschied zwischen einer ayurvedischen und einer schulmedizinischen Diagnose. Ayurveda versucht, die eigentlichen Ursachen einer Krankheit herauszufinden – wie es auch ein guter Schulmediziner tun würde – und dadurch den weiteren Verlauf einer Krankheit günstig zu beeinflussen. Es soll nicht nur der Krankheitsverlauf unterbrochen werden. Natürlich berücksichtigt auch Ayurveda die Pathogenese, um eine schnelle Heilung herbeizuführen; aber der erste und wichtigste Schritt in der Therapie ist die Ursachensuche.

Ayurveda sucht nach den Ursachen einer Erkrankung

Am Beispiel des Magengeschwürs kann man den Unterschied erklären:

Wir wissen, daß Rauchen, übermäßiger Alkoholgenuß, falsche Ernährung, Streß, unregelmäßige Lebensweise die Entstehung eines Magengeschwürs begünstigen. Das sind ätiologische oder ursächliche Faktoren. In der Krankheitsentstehung aber hat die moderne Medizin zwei Faktoren als wesentlich für die Entstehung des Magengeschwürs festgestellt: die Magensäure und die Infektion durch ein Bakterium namens „Helicobacter pylori". Folgerichtig blockiert die schulmedizinische Therapie die Sekretion der Magensäure und vernichtet den Helicobacter. Man kann durch diese Therapie sogar ein Magengeschwür heilen. Aber dann ist noch nichts geschehen, um eine erneute Geschwürentstehung zu verhindern! Die Schulmedizin richtet sich also nach der Pathogenese.

Ayurveda wird in diesem Fall eine ganz andere Überlegung anstellen und erst dadurch eine chronische Krankheit und ständigen Medikamentenbedarf verhindern:

Wir wissen, daß die Magensäure ein normaler Bestandteil des Magensaftes ist. Wenn sie blockiert wird, fehlt ein wichtiger Baustein zur vollständigen Verdauung. Wir wissen auch, daß ganze Landstriche (zum Beispiel im Pandjab bis zu 98 Prozent) mit Helicobacter infiziert sind, ohne daß es dort viele Menschen mit einem Magengeschwür gibt. Logischerweise ist dann ja wohl nicht der „Helicobacter pylori" die einzige Ursache des Geschwürs.

Hier zeigt sich ein zweiter wesentlicher Unterschied in der Denkweise zwischen Ayurveda und der herkömmlichen Schulmedizin. Die Schulmedizin verwendet die analytische, reduktive Denkweise. In dieser Denkweise versucht man, die möglichen Ursachen einer Krankheit zu analysieren und die wesentlichen von den unwesentlichen zu scheiden. Die möglichen Ursachen werden – soweit es geht – reduziert. Durch diese Denkweise hat die Schulmedizin sehr viele Infektionskrankheiten erfolgreich bekämpft. Bei der Tuberkulose wurde das Mycobacterium, beim Tripper wurden die Gonokokken unschädlich gemacht. Die Schulmedizin hat damit riesige Erfolge verbuchen können. Und weil diese Methode so erfolgreich war, wollte man sie überall anwenden.

Diese Methode versagt aber, wenn eine Krankheit Teil eines ganzen Netzwerkes sich gegenseitig bedingender Faktoren ist, z.B. beim Krebs. Die Überlegung über die dominanten und nicht-dominanten Ursachen einer Krankheit wird auch im Ayurveda angestellt. Nur, Ayurveda versucht nicht nur, die Pathogenese zu unterbrechen, sondern Ziel der Therapie ist es, die Ursache zu beseitigen. Im Falle des Magengeschwürs bedeutet das, daß auf jeden Fall die Lebensweise und die Ernährung geändert werden müssen. Hier muß der Gesamtkomplex Mensch, Psyche und Körper therapiert werden! Durch die Unterbrechung der Pathogenese kann man die Krankheit blockieren, die zugrundeliegende Störung wird aber den Patienten an einer anderen Stelle krank machen. Diese Denkweise wird im Klinikalltag oft ignoriert; und der Patient wird immer wieder krank.

Wenn wir eine Asthmakrankheit durch Cortison lindern, ist für die Schulmedizin oft der Zweck der Therapie erreicht: dem Patienten geht es ja (kurzfristig!) besser. Für Ayurveda – und für alle anderen Naturheilverfahren – ist die Anwendung von Cortison deshalb so suspekt, weil dadurch nicht die Ursache des Asthmas beseitigt, sondern nur die allergisch-entzündliche Reaktion der Bronchien blockiert wird. Man versucht zwar die Nebenwirkungen des Cortisons zu erfassen, aber sehr wichtig wären umfassende Studien über die Lebensläufe und Krankheiten der mit Cortison behandelten Asthmatiker. Außerdem muß der Patient ja immer wieder Cortison einnehmen, die Krankheit verschwindet dadurch nicht.

Für Ayurveda muß die Therapie dort ansetzen, wo die Krankheitsursachen ansetzen und nicht in der Unterbrechung der Krankheitsentwicklung, es sei denn, daß die Symptome der Krankheit eine sofortige Behandlung verlangen, um dem Kranken Erleichterung zu verschaffen.

Ein weiterer Unterschied zwischen (schlecht verstandener) Schulmedizin und Ayurveda liegt in der linearen im Gegensatz zur vernetzten Logik.

Auch die moderne Wissenschaft kennt die vernetzte Denkweise. Die umfassenden Regelkreise in unserem Körper sind der modernen Physiologie bestens vertraut. Jeder Physiologe weiß, daß die Blutdruckkonstanz zu einem Regelkreis gehört. Wir kennen die verschiedenen Mechanismen, die den Blutdruck hochtreiben oder ihn herabsetzen. Zur Therapie des Hochdrucks werden aber von der heutigen Schulmedizin beispielsweise Betablocker eingesetzt. Dabei sollte man bedenken, daß nicht der Barorezeptor (der Blutdruckmesser in der Schlagader) falsch programmiert ist, sondern eine Störung im Regelkreis vorliegt. Wir können natürlich durch die Blockade den Blutdruck senken, aber die Wirkung ist nur kurzfristig; das Medikament muß ständig eingenommen werden; von Heilung kann keine Rede sein. Mit der Blockade der Barorezeptoren wird zwar der Blutdruck gesenkt, aber der Streß, der vielleicht die Hypertonie (Bluthochdruck) bewirkt, ist nicht behandelt worden. Der Streß wird weiter wirksam sein und evtl. andere Krankheiten auslösen.

Durch eine lineare Logik versuchen wir den Stoffwechsel punktuell zu verändern und bestimmte Stoffwechselprodukte günstig zu beeinflussen. Sehr viele Zellen in unserem Körper haben Ionenkanäle. Durch gezielte Blockade der Calciumkanäle können wir eine ganze Menge Stoffwechselprozesse steuern. Calciumkanalblocker werden ebenfalls bei Hypertonie und Herzkreislauferkrankungen therapeutisch eingesetzt. Wir haben aber die Calciumkanäle nicht nur in den Herzmuskelzellen und den Gefäßzellen, sondern auch in sehr vielen anderen Organen, auch in den Nervenzellen. Möglich, daß eine stabile Zelle der Wirkung eines solchen Blockers standhält und dort keine Nebenwirkungen entstehen, möglich aber auch, daß wir die Wirkungen noch gar nicht kennen, die entfernt und vielleicht viel später entstehen.

Für die ayurvedische Denkweise ist der Mensch mit seinen Organen, seinen Geweben und seiner Psyche eine Einheit. Die ganzheitliche Denkweise steht bei Ayurveda im Zentrum. Eine Störung in einem Bereich kann durchaus eine Wirkung in einem anderen Bereich zeigen. So kann – nach ayurvedischem Denken – eine Störung im Fettstoffwechsel eine Störung des Knochenstoffwechsels zur Folge haben. Die Therapie einer Arthrose oder einer anderen Gelenkerkrankung wird ayurvedisch immer mit einer Therapie des Fettstoffwechsels einhergehen.

Die Stellung einer Diagnose beruht in der ayurvedischen Medizin auf der vernetzten Denkweise. Es ist deswegen nicht möglich, eine Krankheit mit einer schulmedizinisch gestellten Diagnose ohne weiteres ayurvedisch zu behandeln. Hier liegt auch die Crux, warum sich die Schulmedizin so schwer tut, Denkweisen und Therapieansätze der sogenannten Außenseitermethoden wissenschaftlich zu untersuchen oder zu akzeptieren. Die Schulmedizin versteht unter Außenseitermethoden alle Methoden, die nicht in der Schulmedizin vertreten sind. Unter diesen Methoden finden sich auch viele, die einem rationalen Denken nicht standhalten.

Aber es gibt dort auch rationale und logisch aufgebaute Methoden, wie Ayurveda und die traditionelle chinesische Medizin. Diese Methoden gehen von einem anderen Menschenbild und anderen Erfahrungen aus. Diese Erfahrungen wären nachvollziehbar; wir müßten nur eine andere Versuchsanordnung treffen. Die ayurvedische Diagnose ist also nicht deckungsgleich mit der schulmedizinischen Diagnose. Der eintretende Heilerfolg zeigt aber, daß wir gerade bei chronischen Krankheiten mit einer vernetzten Denkweise dem Patienten besser und mit weniger Nebenwirkungen helfen können.

Es gibt noch mehr Unterschiede zwischen den beiden Richtungen. In der Schulmedizin haben wir eine pathologisch-anatomische Organdiagnose. Eine Blinddarmentzündung ist eine Blinddarmentzündung, ein Magengeschwür ist ein Magengeschwür! Egal, ob nun Herr Maier oder Frau Schulz das Magengeschwür hat, die Therapie richtet sich nach dem Ulcus und nicht nach der kranken Frau Schulz oder dem kranken Herrn Maier. Ayurveda behandelt nicht das Geschwür, sondern Herrn Maier oder Frau Schulz, die ja beide ihre Besonderheiten haben!

Ein ganzheitlich denkender Schulmediziner wäre da sicher der gleichen Ansicht! So wie die Menschen unterschiedlich sind, wird auch die Therapie unterschiedlich ausfallen.

Der Ayurvedaarzt wird also zuerst fragen, aus welcher Gegend der Patient kommt. Aus der Antwort ergeben sich schon erste Hinweise für die Therapie, denn bei einem Kranken aus einer nassen, sumpfigen Gegend wird man anders vorgehen, als bei einem Patienten, der eine kalte, trockene Steppe, bewohnt.

Die zweite diagnostische Frage bezieht sich auf die beteiligten Gewebe. Sehr häufig liegt die primäre Störung im Nährsaft *Rasa*. Die Begleitsymptome des Geschwürs geben hier Hinweise.

Die dritte Frage lautet: wie sind die Körperkräfte des Herrn Maier oder der Frau Schulz? Ein geschwächter Patient braucht andere Vorgehensweisen als ein kräftiger Patient. Auch für die Schulmedizin ist diese Frage wichtig.

Die vierte Frage zielt auf die Einflüsse der Zeit auf das Krankheitsgeschehen ab. Sind die Beschwerden mehr morgens, tagsüber oder nachts? Haben sie jahreszeitliche Schwankungen? Kommen die Beschwerden im Frühjahr oder im Herbst? Ebenso ist das Alter des Patienten wichtig. Die Beeinflussung der Körperfunktionen durch die Zeit – die Biorythmen – ist auch in der modernen Medizin ein Objekt intensiver Forschung. Inzwischen steht fest, daß der Körper gemäß dieser inneren Uhr reagiert. Die Hormonproduktion in unserem Körper hat ihren eigenen Rythmus und ein Schlafmittel wirkt am Morgen anders als am Abend.

Dann folgt die Frage nach der Verdauungskraft. Manche Patienten haben guten Hunger und Verdauungskraft, manche nur sehr wenig.

Nun schließt der Ayurvedaarzt die Konstitutionsbestimmung an. Die Menschen reagieren unterschiedlich auf verschiedene Reize, auf verschiedene Nahrungsmittel, sie haben unterschiedliche psychische Eigenschaften, ihre Körperfunktionen sind unterschiedlich. Ayurveda unterscheidet sieben verschiedene Menschentypen. Es würde zu weit führen, diese alle hier einzeln vorzustellen.

Für die Stellung der Diagnose kommt nun die Frage nach der psychischen Stabilität. Ein ängstlicher Patient mag keine invasiven Therapiemaßnahmen die ihn nur noch ängstlicher machen und damit das Streßmoment vergößern würden; er würde solche Anweisungen auch gar nicht befolgen! Dieser wichtige Aspekt wird in den Kliniken häufig vernachlässigt, was dann oft schon zu Vorwürfen über die „unmenschliche" Apparatemedizin geführt hat, obwohl wir mit Recht auf die moderne Diagnostik stolz sein dürfen.

Jetzt wird nach den Gewohnheiten des Patienten gefragt. Ein plötzlicher Wechsel in den Lebensgewohnheiten oder der Diät wäre schädlich. Auch eine schlechte Gewohnheit oder ein schädliches Nahrungsmittel sollte nur allmählich geändert werden. Die Therapie wird auch variiert je nach dem Stadium der Krankheit. Ein akutes Geschwür wird anders behandelt als ein chronisches.[23]

Die ayurvedische Therapie behandelt den Menschen individuell

Die ayurvedische Therapie ist also individuell. Es ist deswegen kaum möglich, eine Standardtherapie nach einer Standarddiagnose zu geben! Der Ausdruck „Krankengut", wie in der modernen Medizin für die Patienten üblich ist, ist im Ayurveda undenkbar! Das „Krankengut" mag für eine statistische Untersuchung sinnvoll sein, aber der einzelne Patient ist keine Zahl, sondern ein Mensch! Das soll nicht bedeuten, daß die ayurvedischen Heilerfolge nicht auch biometrisch überprüft sein können, nur muß man dabei „den ganzen Menschen berücksichtigen, und nicht nur ein Organ, wie das heute üblicherweise auf dem Krankenschein steht".[1]

Die Hepatitis im Ayurveda

Wir haben uns nun einen kleinen Überblick über das altindische Medizinsystem des Ayurveda verschafft. Obwohl das nur eine kleine Einführung war, reicht dies aus, um die ayurvedischen Vorstellungen über die Hepatitiden zu verstehen.

Wir haben bereits gehört, daß die Virushepatitis mit den verschiedenen Untergruppen eine Diagnose neueren Datums ist. Ohne die Hilfe der modernen Technik ist es unmöglich, den Virus überhaupt nachzuweisen. Wir werden deswegen in der Literatur des Ayurveda vergebens nach der Diagnose „Virushepatitis" suchen. Das Krankheitsbild der Hepatitis oder der Leberzellentzündung war durchaus den alten Ayurvedaärzten bekannt und wird genauestens beschrieben. Sogar die verschiedenen Formen der Gelbsucht sind einzeln angegeben. Insgesamt aber ist die Sichtweise der Hepatitis im Ayurveda anders als in der Moderne.

In der Krankheitslehre des Ayurveda wurde es bereits besprochen: Die Ursache der Krankheit – auch der Hepatitis – liegt in der Störung der inneren Harmonie des Stoffwechsels. Eine ungesunde Lebensweise hat den Körper aus dem Gleichgewicht gebracht. Dazu gehört auch der Kontakt mit den verschiedenen Umweltgiften, den Bakterien und natürlich den Viren. Nach Ayurveda ist die Entwicklung der Krankheit die Folge von Disharmonie. Wieviel Anteil der Virus an dieser Disharmonie hat, darüber kann man streiten; aber für Ayurveda ist der Virus nicht die alleinige Ursache der Hepatitis.

Die Ursache der Krankheit liegt in der inneren Harmonie des Stoffwechsels

Ein Beispiel soll uns diese Tatsache besser verstehen lassen: In der ehemaligen DDR wurde aus Unkenntnis ein Impfstoff mit lebenden Hepatitisviren schwangeren Frauen injiziert. Man hätte erwarten sollen, daß alle geimpften Frauen erkranken. Aber nicht alle Frauen entwickelten eine Hepatitis; einige blieben ganz gesund, andere zeigten ganz unterschiedliche Krankheitsverläufe. Es ist also nicht nur der Virus die alleinige Krankheitsursache; genauso wichtig wie der Virus ist die Abwehrlage des Patienten, sein intaktes oder auch nicht intaktes Immunsystem.

Nach ayurvedischer Lehre entscheiden darüber verschiedene Faktoren:

- **Die genetische Disposition**; im Ayurveda wird sie die „erbliche Disposition" genannt.
- **Schädigungen während der Schwangerschaft** spielen in der ayurvedischen Pathologie durchaus eine Rolle. Inwieweit dieser Faktor bei der Entstehung einer Leberzellentzündung eine Rolle spielt, ist nicht bekannt und auch bisher nicht untersucht worden.
- **Die Störung des physiologischen Gleichgewichts** der *Doshas* ist die wichtigste Ursache der Krankheit. Dieser Faktor wird noch genauer untersucht, weil letztendlich immer die Störung der Harmonie der *Doshas* die Krankheitsursache ist.
- **Eine exogene, traumatische Ursache** wird ebenfalls angegeben. Bisse und Stiche durch Insekten, Verletzungen der Leber, Gifte, sie alle gehören zu den exogenen Ursachen. Auch der Virus wird dazu gerechnet; er ist ebenfalls ein „Gift".
- **Schicksalsbedingte Ursachen.** So wie auch in den früheren Zeiten in allen Kulturen, wurden bei nicht offen zutage liegenden Ursachen für eine Krankheit häufig auch der Zorn der Götter oder eine Versündigung gegen die Götter als Ursache angeschuldigt.
- **Zeitbedingte Ursachen.** Für den Ausbruch der Krankheit oder deren Verlauf spielt die Zeit – Jahreszeit, Tageszeit, Lebensalter – eine bedeutsame Rolle. Der Krankheitsverlauf, besonders bei der Hepatitis, ist sehr vom Lebensalter abhängig. Aber auch die jahreszeitlichen Schwankungen spielen bei vielen Leiden eine große Rolle.
- Die letzte Ursache liegt in der **Natur der Krankheit** selbst. Hiermit ist der natürliche Verlauf einer Krankheit gemeint;

z.B. das Befallsmuster (Männer, Frauen), die Neigung zur Chronizität, akuter oder schleichender Befall etc.

Für die Hepatitis sind alle diese Ursachen von großer Wichtigkeit, bedingen sie doch die Störung und Disharmonie der *Doshas*.

Ursachen der Hepatitis

Im Vorangegangenen haben wir gesehen, daß die eingenommene Nahrung im Magen-Darm-Kanal verarbeitet wird und nach dieser ersten Umwandlung zur endgültigen Weiterverarbeitung die Leber erreicht. Dieser Vorgang soll noch einmal genauer betrachtet werden!

Ernährungsfehler oder eine falsche Diät verursachen mit der Zeit eine Störung in der Verdauung. Da die Bioenergien *Vata*, *Pitta* und *Kapha* auch durch die eingenommene und verarbeitete Nahrung ernährt werden, werden sie nach einiger Zeit ebenfalls krank. Die erkrankten *Doshas* verschlimmern die Verdauungsstörung noch mehr; der aus dem Magen-Darm-Kanal zur Leber hingebrachte Nährsaft ist nicht verarbeitet und belastet damit die Leber. Mehr und mehr wird auch sie in Mitleidenschaft gezogen; sie wird krank. Rechnen wir nun noch die Umweltbelastungen, den Alkohol, die Überernährung und falsche Ernährung und den Streß dazu, so kann man sich leicht vorstellen, daß die Leberzellen nur noch wenig Abwehrkraft haben.

Als zentrales Stoffwechselorgan – für Ayurveda ist die Leber ein „*Pitta*-Organ" – pflanzt sich diese Leberstörung im Laufe der Zeit in andere Körperorgane und Gewebe fort. Die Ernährung von Organen und Geweben ist nicht mehr gewährleistet.

Eine ganz wichtige Funktion der Bioenergie Pitta ist die „Tatkraft". Eines der ersten Symptome der Hepatitis ist die Energielosigkeit, die Schwäche, die Abgeschlagenheit. In der ayurvedischen Physiologie werden Leber und Milz als eine funktionelle

Einheit betrachtet. So ist eine Störung in der Leber fast immer mit einer Störung in der Milz verbunden. Diesen Aspekt der Pathophysiologie werden wir noch einmal genauer betrachten bei der Phytotherapie (Pflanzenheilkunde).

Ayurveda betrachtet besonders zwei Aspekte der Lebererkrankung: Zum einen die Störung des *Pitta* oder des Stoffwechsels, zum anderen die Störung im Gallenabfluß. Durch die *Pitta*störung werden verschiedene Eigenschaften des *Pitta* vermehrt (auch bei der Hepatitis). So klagt der Patient über eine Übersäuerung des Magens, über Brennen, Fieber, Wärmegefühl, Verdauungsstörungen etc.

Die Störung im Bereich des Gallenabflusses heißt im Ayurveda „Versperrung der Gallenwege". Diese Versperrung kann sowohl durch einen Stein als auch durch Entzündungen hervorgerufen werden. Dadurch werden auch noch die beiden anderen Bioenergien, *Vata* und *Kapha*, mitbelastet.

Als eine allgemeine Regel gilt

Schmerzen werden durch *Vata* verursacht, eine Entzündung durch *Pitta* und Juckreiz und Schwellung durch *Kapha*. Wenn *Vata* stark mitbelastet ist, stehen Schmerzen im Oberbauch im Vordergrund. Ist eine Störung des *Kapha* vorhanden, dann kommen noch Schwellung und Juckreiz hinzu.

Die primäre Ursache der Hepatitis ist also eine Verdauungsstörung im weitesten Sinne. Sämtliche Stoffwechselvorgänge laufen unter der Regie des *Pitta* ab. Alle drei Bioenergien werden durch die aufgenommene Nahrung immer wieder neu aufgebaut und ergänzt. Diese Funktion ist aber abhängig von der richtigen Umwandlung der eingenommenen Nahrung. Sind die Bioenergien nicht mehr funktionstüchtig, können sie die Nahrung nicht mehr richtig umwandeln; wird die Nahrung nicht mehr richtig verarbeitet, können die Bioenergien nicht mehr aufgebaut werden; das System bricht zusammen.

Alle unsere Stoffwechselkräfte – die Bioenergie *Pitta* – werden durch das Verdauungsfeuer unterstützt. Dieses Verdauungsfeuer ist der Stoffwechsel- und Verdauungsvorgang im Magen-Darm-Kanal. Die Leber ist abhängig vom richtigen Funktionieren dieser Verdauungsvorgänge. Bei einer Störung in diesem Bereich wird die Leber krank. Deswegen versucht die ayurvedische Therapie bei einer Leberkrankheit zuerst die Verdauung in Ordnung zu bringen. Die Leber wird als ein Verdauungsorgan behandelt, das wechselseitig die übrigen Verdauungsorgane beeinflußt. Hier kommt der Ganzheitsgedanke des Ayurveda voll zur Geltung.

Diese Wechselbeziehungen zwischen Leber und Darm wurden jetzt auch in der modernen Medizin erkannt. Veränderungen des Darmmilieus können direkt zu Lebererkrankungen führen, während sich umgekehrt auch Lebererkrankungen auf den Magen-Darm-Trakt auswirken. „Die Assoziation zwischen Leber und Darm wurde leider in der Forschung lange Zeit zu wenig beachtet; wir beginnen gerade erst diese Beziehungen zu verstehen." So Prof. Hubert E. Blum, Freiburg, anläßlich des dortigen 100. Internationalen Symposiums der Falk Foundation 1997. Im Ayurveda sind diese Wechselbeziehungen schon immer bekannt gewesen.

Erst in der heutigen Zeit stehen in Indien moderne Labors zur Verfügung, um z.B. die Leberwerte zu messen. Bis vor gar nicht langer Zeit mußten die Symptomatik und die Ursachenforschung das Labor ersetzen. Nach ayurvedischer Lehre bringen zuviele scharfe, saure und salzige Speisen die Bioenergie *Pitta* aus dem Gleichgewicht. Die Hepatitis ist fast immer eine *Pitta*-Krankheit. Diese drei Geschmacksrichtungen zeigen ein Überwiegen des Elementes Feuer an.

Symptome für Hepatitis

Wir haben schon gesehen, daß es bei der Hepatitis kein Symptom gibt, das nur auf die Krankheit Hepatitis hinweist. Viele

Symptome kommen auch bei anderen Krankheiten vor, und manche, die bei der Hepatitis vorkommen sollten, fehlen. Dennoch sind die Symptome für die ayurvedische Diagnostik sehr wichtig; sie weisen auf den zugrundeliegenden Krankheitsprozeß hin und geben Hinweise für das ärztliche Vorgehen.

Fieber

Dieses Symptom deutet auf das Vorhandensein von *Ama*. Unter *Ama* versteht man Bestandteile des Nährsaftes, die nicht richtig und vollständig verdaut sind. Da die Leber in der Reihe der Verdauungsorgane nachgeschaltet ist – nach Magen und Darm – muß der Ayurvedaarzt dieses Symptom in sein therapeutisches Vorgehen miteinbeziehen. Er wird nicht versuchen, das Fieber zu unterbinden, was meistens auch nicht sehr hoch ist. Aber er wird versuchen, die Diät und die Lebensweise zu ändern. Hier sind auch schon Medikamente angezeigt.

Verdauungsstörung

Diese Störung ist nicht bei jedem Patienten gleich stark ausgeprägt; aber solange sie besteht, ist die Ernährungstherapie sehr wichtig. Wenn bei einer Verdauungsstörung weiter gegessen wird, kann der Patient von der Nahrung gar nicht profitieren und die Leber wird nur noch stärker belastet.

Appetitlosigkeit

Dieses Symptom weist ebenfalls auf eine gestörte Verdauung hin. Unser Körper verweigert sozusagen die Nahrungsaufnahme.

Blähungen

In der modernen Medizin findet dieses Symptom wenig Beachtung. Manchmal ist es das einzige Symptom der Verdauungsstörung. Am frühen Morgen sind die Blähungen noch nicht da, nach dem Frühstück klagt der Patient zuerst über Völlegefühl, später über Blähungen.

Verstopfung

Durch die gestörte Verdauung mit herabgesetzter Leberfunktion kommt das Symptom Verstopfung recht häufig bei den Hepatitiden vor. Die Verstopfung wird nicht mit Abführmitteln, sondern über eine Verbesserung der Verdauung angegangen.

Herzschwäche

Ayurveda beschreibt dieses Symptom nicht als eine Schwäche, sondern mehr als eine Schwere im Herzen. Patienten mit einer Hepatitis klagen fast immer über eine allgemeine Leistungsschwäche. Diese ist nicht nur körperlich zu verstehen, sondern diese Schwäche ist auch seelisch ausgeprägt. Der Patient ist lustlos und deprimiert.

Seitenstechen

Dieses Symptom deutet auf eine gleichzeitige Beteiligung von Leber und Milz hin. Der stechende Schmerz kann sowohl links als auch rechts auftreten. Manchmal klagen die Patienten auch, daß sie auf einer Seite nicht mehr liegen können.

Schluckauf

Dieses Symptom deutet auf eine Störung der Bioenergie *Vata*.

Juckreiz

Der Hautjuckreiz ist ein bekanntes Symptom bei bereits aufgetretener Gelbsucht. Häufig klagen aber die Patienten mit Hepatitis über Hautjucken und Hautveränderungen ohne bestehende Gelbsucht. Nach Ayurveda weist dieses Symptom auf eine gleichzeitige *Kapha*störung hin. Ein Brennen der Haut deutet mehr auf eine *Pitta*störung.

Gliederschmerzen

Dieses Symptom kommt sehr oft vor. Ayurveda sieht darin das Vorhandensein von *Ama* und eine Störung der Bioenergie *Vata*.

Hautveränderungen

Hautveränderungen kommen häufig bei der Hepatitis vor, ohne daß der Patient dadurch Schmerzen hat. Die Haut ist ein Organ des *Pitta*, die Ausstrahlung eines Menschen wird durch *Pitta* geregelt. Da bei einer Hepatitis *Pitta* am stärksten gestört ist, zeigt sich dies auch im Hautkolorit des Patienten. Die Haut ist oft fahlgelb.

Weitere Symptome

Die weiteren Symptome wie schwere Gelbsucht, starker Durst, Schwindel oder Koma sind Symptome des weit fortgeschrittenen Zustandes und zeigen den Schweregrad der Erkrankung an.

Ayurvedische Therapieansätze der Hepatitiden

Wir haben bis jetzt die verschiedenen Hepatitisformen aus der Sicht der modernen Medizin kennengelernt. Wir haben den neuesten Stand der Therapie dargelegt und dabei festgestellt, daß die heutige Therapie noch viele Wünsche offen läßt. Um eine mögliche Ergänzung oder eine Alternative zu finden, haben wir die Grundprinzipien der ayurvedischen Medizin näher betrachtet. Wir konnten dabei sehen, daß die ayurvedische Medizin zwar die Symptomatik und die Diagnose der Leberentzündung durchaus kennt, daß aber der Begriff Virushepatitis nicht in der ayurvedischen Medizin zu finden ist.

Die Krankheitsbilder der Hepatitis in der modernen Medizin und in der ayurvedischen Medizin stimmen in vielen Einzelheiten überein. Deswegen sind die Therapieansätze des Ayurveda sehr gut als Ergänzung oder als Alternative zu gebrauchen. Der grundsätzliche Unterschied besteht darin, daß die moderne Therapie krankheitsorientiert und die ayurvedische Therapie krankenorientiert ist.

Die moderne Therapie ist krankheitsorientiert, die ayurvedische Therapie ist krankenorientiert

Wir wollen diesen Unterschied noch näher betrachten. Die schulmedizinische Therapie orientiert sich an der Krankheit. Deswegen kann man allen Hepatitispatienten die gleiche Standardtherapie verabreichen.

Für die ayurvedische Medizin ist jeder Patient ein Einzelfall und ein spezieller Fall. Eine Standardtherapie ist deswegen nicht möglich. Die Grundtherapie der Hepatitis wird ausgerichtet nach den Merkmalen des Kranken. Die Konstitution des Patienten – d.h. seine spezielle Reaktionslage – seine Verdauungskraft, seine Herkunft, seine Gewohnheiten, seine psychische Verfassung, seine Umwelt, sein soziales Umfeld, seine Fähigkeiten, die ärztlichen Verordnungen zu befolgen, seine Krankheitseinsicht, all dies muß bei der Therapie berücksichtigt werden.

Besonders die Konstitution oder *Prakriti* ist für die ayurvedische Therapie sehr wichtig. Sie ist die angeborene Natur des Menschen. Der Mensch ist nicht nach einer DIN-Norm geschaffen. Die Menschen haben die verschiedensten Neigungen; manche mögen es heiß, andere kalt, manche essen lieber Süßes, manche eher Saures. Einige sind groß, andere klein, einige dünn andere dick, kurz: die Menschen sind sehr verschieden und sie reagieren auch verschieden. Die Basis der Typenlehre oder Konstitution bilden die drei Bioenergien. Die *Prakriti* ist nie ein Werturteil!

Die einfache Stellung der Diagnose „Hepatitis B oder C" reicht für die ayurvedische Therapie nicht aus. Das ist zugleich die Stärke und die Schwäche dieser Therapie. Stärke deswegen, weil man individuell therapiert und dadurch optimale Resultate erzielt. Der Prozentsatz der Patienten, die auf eine Therapie ansprechen, läßt sich dadurch steigern. Die unerwünschten Nebenwirkungen lassen sich senken, die erwünschten Wirkungen werden vermehrt.

Eine gewisse Schwäche der ayurvedischen Therapie liegt eben darin, daß eine Standardisierung nicht möglich ist; Erfolg oder Mißerfolg können deshalb nur mit aufwendigeren statistischen Methoden in klinischen Studien untersucht werden (zum Beispiel matched pair analysis; s. Glossar). Die zweite Schwierigkeit liegt in dem Ganzheitsansatz der Therapie.

Die Schulmedizin versucht oft, nur punktuell an einer bestimmten Stelle des Krankheitsgeschehens anzusetzen. Solche zwar gezielten, aber eben leider nur einzelne Aspekte betreffende Ansätze im Falle der Hepatitis C sind Nukleosidanaloga oder Interferone, mit denen man den Virus töten möchte. Wie das zugeführte Interferon oder Nukleosidanalogon darüber hinaus auf das Immunsystem oder den ganzen Patienten letztlich wirkt, etwa einschließlich Gegenregulation und anderer Immunmodulationen ist noch näher zu erforschen und wird zur Zeit bei der Wirkung nicht näher betrachtet, allenfalls als schädliche Nebenwirkung bekämpft.

Die ayurvedische Therapie wird nicht nur versuchen, den Virus zu töten, oder einen einzelnen Botenstoff von außen zuzuführen, sondern es gilt, die Störung in der Körperharmonie zu beseitigen. Nicht das Symptom soll beseitigt oder der Krankheitsverlauf unterbrochen werden, sondern der ganze Mensch, sein Körper und seine Psyche sollen wieder hergestellt werden. Auch das Immunsystem soll von innen her geheilt werden und selbst die richtigen (und überaus zahlreichen, denn auch hier liegt ein ganzes Netz von Faktoren vor) Botenstoffe bereitstellen.

Die naturheilkundliche Betrachtung deutet Krankheit als den Versuch der Natur, uns auf eine Körperstörung aufmerksam zu machen. Krankheit und Schmerz zwingen uns, unserem Körper Aufmerksamkeit zu schenken. Natürlich dürfen und sollen wir den Schmerz bekämpfen; aber damit dürfen wir uns auf keinen Fall zufriedengeben: Unser Ziel soll es sein, die tieferliegenden Störungen zu erkennen und zu beseitigen.

Schulmedizin und Ayurveda, beide betrachten das Leben als einen dynamischen Prozeß. Keine Sekunde stehen die Lebensprozesse still. Unzählige Regelkreise sorgen für den reibungslosen Ablauf der Körperprozesse. Der Mensch als Ganzes aber ist in ständiger Wechselbeziehung zu seiner Umwelt. Die Umwelt beeinflußt den Menschen und der Mensch beeinflußt die Umwelt.

Für die Schulmedizin sind diese Umwelteinflüsse nicht so wichtig wie für Ayurveda. Die Schulmedizin akzeptiert sie zwar, aber nur selten werden sie mit in die Therapie einbezogen. In der therapeutischen Fachliteratur über die Hepatitiden findet man nur sehr wenig über die Lebensweise, die Diät, Psychohygiene, Hygiene etc. Auch die Psychotherapie als begleitende Therapie wird noch viel zu wenig beachtet. Dabei spielt gerade dieser Faktor – Psychotherapie, aber auch jede echte emotionale Zuwendung – eine nicht zu unterschätzende Rolle bei jeder Krankheit.

Wir haben schon gesehen, daß nicht jeder, der mit dem Hepatitisvirus in Berührung kommt, auch automatisch krank wird.

Man muß daher annehmen, daß die Krankheit das Endresultat der Interaktion zwischen Virus und Patient ist. Wenn die Möglichkeit besteht, den Virus selbst unschädlich zu machen, sollte man diese nutzen. Der zweite Weg, die Krankheit zu heilen, wäre der, die Abwehrkraft des Patienten zu stärken.

Was ist nun die Abwehrkraft des Körpers? Wir wissen aus Gartenbau und Landwirtschaft, daß eine gesunde Pflanze viel besser einer Pilzerkrankung oder anderen Krankheitserregern widerstehen kann als eine kränkelnde Pflanze. Jede gesunde Zelle, sei es eine pflanzliche oder eine tierische, kann sich gegen eine Krankheit zur Wehr setzen. Auch eine gesunde Leberzelle kann sich gegen den Virus wehren. Wenn die Zellen unseres Immunsystems gesund sind, können sie einen Angreifer vernichten. Das Wort „gesund" meint hier nicht nur das äußerliche Intaktsein der Zelle, sondern ein regelrechtes Funktionieren.

Das Grundprinzip der ayurvedischen Behandlung der Hepatitis heißt: Wiederherstellung der Gesundheit des Körpers, und diese Gesundheit besteht in dem harmonischen Funktionieren der drei Bioenergien *Vata*, *Pitta* und *Kapha*. Der Stoffwechsel des gesamten Körpers muß ausgeglichen und harmonisiert werden. Das gleiche gilt für die Psyche, die wieder tatkräftig und fröhlich werden soll. Der Patient als Ganzes soll sich wieder wohlfühlen.

Es ist also keineswegs damit getan, dem Erreger den Garaus zu machen etwa durch virentötende Medikamente. Auch ein einzelner Botenstoff, wie das Interferon-alpha, der von außen zugeführt wird, ist selbstverständlich nur eine teure und unbefriedigende Teilhilfe, die dem ganzen Netzwerk von Faktoren, die die Immunabwehr ausmachen, nur sehr begrenzt gerecht wird. Es gilt statt dessen, den gesamten Köper wieder besser zu harmonisieren und damit auch seine Abwehr und die eigene Abwehrstoffproduktion zu stärken. Für eine dauerhafte, erfolgreiche Heilung müssen wir den ganzen Patienten wieder gesund machen!

Ganzheitliche Ansätze in der Schulmedizin

Auch in der Schulmedizin setzt sich langsam ein Sinneswandel durch. Bei einfachen Krankheitsprozessen wie bei üblichen Infektionskrankheiten, Herdsanierung, Wundheilungen, war es nicht notwendig, eine aufwendige Ganzheitstherapie durchzuführen. Es genügte, den Erreger zu töten, den Herd zu sanieren, die Wunde zu reinigen und zu verbinden. Die Selbstheilungskräfte des Patienten schafften es in der Regel, die Restheilung in eigener Regie durchzuführen.

Eine ganz andere Situation entsteht aber, wenn chronische Krankheiten den ganzen Körper durcheinanderbringen und die Selbstheilungskräfte nicht mehr ausreichen, um eine Heilung zu vollbringen.

Eine solche Krankheit ist die Krebskrankheit. Bis jetzt hat die Schulmedizin versucht, mit „Stahl, Strahl und Chemie" den Kranken zu helfen. Allerdings ist das nur in sehr begrenztem Maße gelungen. „Allmählich setzt sich jetzt die Ansicht durch, daß man mit naturheilkundlichen Denkansätzen die Krebstherapie ergänzen kann" (Prof. Nagel, Tumorbiologisches Zentrum Freiburg).

Im schulmedizinischen System soll die Genesung des Patienten vor allem dadurch erreicht werden, daß die Krankheit erklärt, diagnostiziert und therapiert wird. Dies ist die pathogenetische Denkweise der Schulmedizin. Hier liegt die Betonung auf dem Krankheitsprozeß.

Demgegenüber verwenden ganzheitliche Heilverfahren solche Methoden, die die Aktivierung von natürlichen Abwehr- und Selbstheilungskräften des Körpers zum Ziel haben, d.h. diese Methoden sind gesundheitserzeugend. Dies ist die salutogenetische Denkweise, die Gesundheit erzeugen will, die auch in modernen Ansätzen der Psychosomatik und der Psychoneuroimmunologie angestrebt wird und natürlich auch bei wirklich guter, praktizierter innerer Medizin nicht zu kurz kommen darf.

Ayurvedische Therapieverfahren

Hier sollen nun die verschiedenen ayurvedischen Therapieverfahren für die Hepatitis dargestellt werden. Zweck der Therapie ist, die Abwehrkräfte des Körpers derart zu steigern, daß der Körper des Patienten selbst den Virus beseitigen kann. Die Ganzheitstherapie in Ayurveda hat verschiedene Aspekte:

- **Die Ordnungstherapie**. Damit ist die gesunde Lebensweise gemeint. Sie fördert die Gesundheit des Körpers.

- **Die Ernährungstherapie.** Diese Therapie beschränkt sich nicht auf die Aufzählung der verschiedenen Nahrungsmittel, sondern viel mehr auf das „Wie" der Ernährung. Sie stellt fast den Übergang zur Phytotherapie dar.

- **Die Phytotherapie.** In dieser Therapie werden verschiedene Pflanzen und Arzneistoffe angewendet, die in erster Linie gegen die Hepatitis wirken. Hierzu gehört auch die Rasayantherapie zur Stärkung der Abwehr.

- **Die Reinigungstherapie.** Mit dieser Therapie wird versucht, die krankmachenden Stoffe aus dem Körper auszuleiten.

- **Die Psychotherapie** und die **Yogatherapie**.

Alle diese zusammen gehören zur ayurvedischen Therapie der Hepatitis. Aus dem Gesagten wird bereits deutlich, daß hier die Zusammenarbeit zwischen Arzt und Patient besonders intensiv sein muß. Der Patient ist bei dieser Therapie nicht ein „Duldender", der alles über sich ergehen läßt, sondern ein aktiver Mitarbeiter beim Heilungsprozeß. Nur in der Zusammenarbeit zwischen Arzt und Patient wird das Ziel der Heilung erreicht.

Betrachten wir nun die verschiedenen Therapieformen genauer.

Die Ordnungstherapie

An erster Stelle steht hier die Lebensweise. Die Naturheilverfahren (in Europa) sprechen hier von Ordnungstherapie. Die ayurvedische Medizin nennt das „*swastha vrita*", oder die gesunde Lebensweise. Damit ist nicht etwa eine asketische Lebensweise gemeint, sondern eine Lebensführung, die die Gesundheit fördert.

Wir haben schon betont, daß zwischen Mensch und Umwelt ein ständiger wechselseitiger Kontakt besteht.

Diese Kontakte teilt man in drei Kategorien ein:
Zeit, Objekte aus der Umwelt, Tätigkeiten des Menschen[24]

Betrachten wir zunächst die Zeit und die Tätigkeiten des Menschen.

Die Tätigkeiten werden durch die Zeit bestimmt. Daraus ergeben sich letztendlich die sogenannten Biorhythmen, die in den vielen Jahrmillionen der Evolution in unserem Körper entwickelt wurden. Das Leben besteht aus dem Wechselspiel zwischen Arbeit und Ruhe, Wachen und Schlafen, Aktion und Überlegung, Energie abgeben und Energie sammeln. In den alten Zeiten richtete sich das Leben der Menschen nach dem Tag-Nacht-Rhythmus. Unsere Körperrhythmen sind ebenfalls darauf eingestellt.

So beginnt die Ausschüttung des Hormons Cortison noch bevor wir aufstehen. Ein Schlafmittel wirkt am besten abends, wenn der Körperrhythmus in die Schlafphase geht, tagsüber genommen verursacht es eher Kopfschmerzen. Auch der Blutspiegel der körpereigenen Stoffe, wie z.B. Kreatinin, schwankt je nach Tageszeit. Wenn wir uns nach diesen vorgegebenen Rhythmen richten, kann sich unser Körper viel besser anpassen. Deswegen ist eine der wichtigen therapeutischen Anweisungen in der Ayurvedamedizin, sich an einen geregelten Tagesrhythmus zu halten.

Nach dem Aufstehen, in den frühen Morgenstunden, sollen als erstes Blase und Darm entleert werden. Danach werden die Zähne geputzt, und je nach Jahreszeit, besonders im Winter, der Körper mit Öl einmassiert. Nun soll eine kurze Gymnastik folgen und danach das Bad. Jetzt erst folgt das Frühstück. Diese Vorschriften müssen nicht starr eingehalten werden. Nach Absprache mit dem Arzt kann durchaus etwas geändert werden.

Es gibt ja „Eulen" und „Lerchen". Für die „Eulen" ist es sehr schwer, morgens ganz früh aufzustehen; dagegen werden sie am späten Abend erst richtig wach! Bei den „Lerchen" ist es umgekehrt. Es sollen also die individuellen Reaktionen berücksichtigt werden. Aber das Leben nach dem einmal gefundenen persönlichen Rhythmus hilft unserem Körper bei der Gesundung.

Das Grundprinzip der Ordnungstherapie oder der gesunden Lebensweise heißt: Alle Exzesse vermeiden!

Was aber bezeichnet man mit Exzessen? Einen allgemein gültigen Maßstab gibt es nicht; jeder Mensch muß sein eigenes Maß finden. Es ist unbedingt wichtig für ihn zu wissen, wieviel er sich auf jedem Gebiet zumuten darf.

Die Menschen sind in ihrer Gesamtheit sehr unterschiedlich. Ayurveda teilt die Menschen je nach ihrer Reaktionslage in verschiedene Gruppen ein. Die Zugehörigkeit zu einer der Gruppen bezeichnet man als Konstitution des Menschen. Die Konstitution eines Menschen zeigt lediglich seine Besonderheiten, sie ist keinesfalls ein Werturteil.

So sind zum Beispiel die Menschen mit einer *Pitta*-Konstitution sehr ehrgeizig. Das ist keine schlechte Eigenschaft; aber diese Menschen lieben es, sich im Wettkampf mit anderen zu messen, sie wollen unbedingt den Sieg davontragen. Dabei übernimmt sich ein *Pitta*-Typ sehr oft; und das ist für einen solchen Menschen ein Exzeß!

Hepatitis und Sport

Sport zu treiben ist nur dann nützlich, wenn man sich nicht übernimmt. Gemeinhin fühlt man sich nach den Sportübungen frisch, und nach einer kurzen Pause auch wieder voll leistungsfähig. Wenn die Müdigkeit nach der Pause aber anhält, dann waren die Übungen zu viel!

Es gibt Sportarten, die nur einseitig bestimmte Muskelgruppen belasten. Der Sport aber, der zum Nutzen der Gesundheit ausgeführt werden soll, muß den ganzen Körper erfassen; alle Muskelgruppen sollen bewegt werden. Zu einer gesunden Lebensweise gehört die tägliche Gymnastik. Sie soll möglichst viele Muskeln unseres Körpers bewegen, ohne ihn aber zu überanstrengen. Für den Leberkranken ist das ganz besonders wichtig.

Der sog. „Sonnengruß", den die Yogis ausführen, ist eine solche, den ganzen Körper bewegende Übung. Außerdem wird diese Übung allein durchgeführt, so daß ein Wettkampf ausgeschlossen ist.

Der Sonnengruß

Diese Übung kann ganz ohne Hilfsgeräte, im Haus oder auch draußen durchgeführt werden. Der Sonnengruß[25] ist eine ideale Übung für den Leberkranken, der diese Übung je nach seinen Kräften, mehrmals wiederholen kann. In Indien wird der Sonnengruß frühmorgens ausgeübt; die meisten Inder lernen diese Übung bereits im Kindesalter.

Jeder Yogalehrer in Deutschland kennt und beherrscht diese Übung.

Es handelt sich bei dem Sonnengruß um eine Abfolge von Körperhaltungen, die fließend ineinander übergehen. So entsteht ein Bewegungsablauf. Je nach Kondition und Beweglichkeit gibt es für diese Übung zahlreiche Varianten. Wie oft die Übung wiederholt wird, richtet sich nach dem Vermögen des Übenden.

Die verschiedenen Körperhaltungen dieser Übung verbessern die Durchblutung der Bauchmuskulatur und der Bauchorgane.

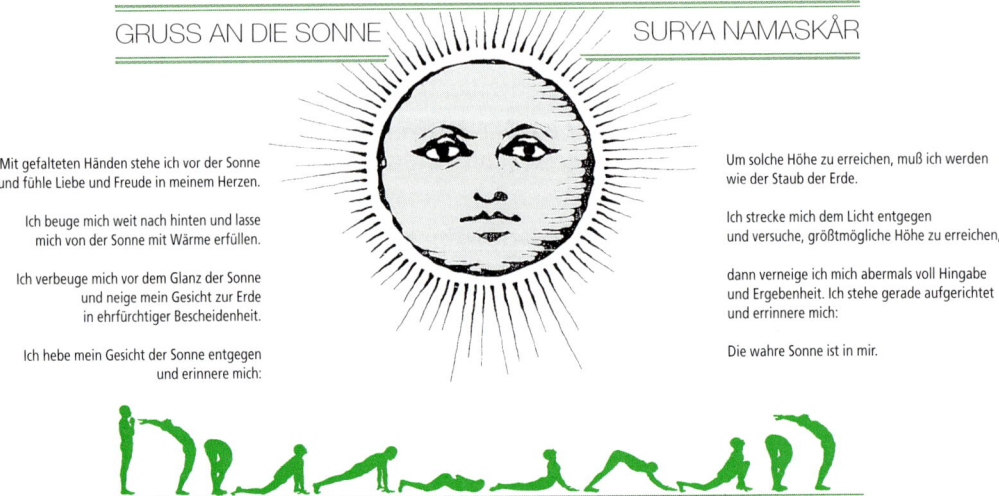

GRUSS AN DIE SONNE · SURYA NAMASKÅR

Mit gefalteten Händen stehe ich vor der Sonne und fühle Liebe und Freude in meinem Herzen.

Ich beuge mich weit nach hinten und lasse mich von der Sonne mit Wärme erfüllen.

Ich verbeuge mich vor dem Glanz der Sonne und neige mein Gesicht zur Erde in ehrfürchtiger Bescheidenheit.

Ich hebe mein Gesicht der Sonne entgegen und erinnere mich:

Um solche Höhe zu erreichen, muß ich werden wie der Staub der Erde.

Ich strecke mich dem Licht entgegen und versuche, größtmögliche Höhe zu erreichen,

dann verneige ich mich abermals voll Hingabe und Ergebenheit. Ich stehe gerade aufgerichtet und errinnere mich:

Die wahre Sonne ist in mir.

Abb. 9: Gruß an die Sonne.

Durch den sanften Druck wird die Darmentleerung gefördert. Am Ende der Übung sollte sich Entspannung und Gelassenheit einstellen. Die Übung soll körperliche Frische und geistige Gelassenheit erzeugen.

Hepatitis und Arbeit

Ein Symptom der Leberkrankheit ist der Leistungsabfall. Manche Patienten, die sich noch nicht so schlecht fühlen, möchten gern weiter arbeiten; leider ist es auch häufig so, daß die Patienten weiter arbeiten müssen! Wenn die Arbeit nicht zu anstrengend ist, kann sie natürlich fortgesetzt werden; aber einige Regeln sollten doch beachtet werden.

Eine Grundstörung bei den Lebererkrankungen ist die Verdauungsstörung. Nach jedem Essen sollte deswegen unbedingt eine halbe Stunde als Ruhepause eingelegt werden. Wenn es unbedingt erforderlich ist, daß nach dem Essen sofort weiter gearbeitet werden muß, dann muß die Mahlzeit reduziert werden; sie soll dann weniger und leichter verdaulich sein. Eine volle Mahlzeit würde die Leber nur noch mehr belasten. Die Arbeit muß immer wieder von Ruhepausen unterbrochen werden. Die Energiereserven eines Kranken sind rascher erschöpft als die eines Gesunden.

Arbeiten in Wechselschichten oder gar Nachtschichten stehen nicht im Einklang mit dem Tag-Nacht-Rhythmus und verbieten sich daher für den Leberkranken.

Wenn der Körper sich den vorgegebenen Rhythmen anpaßt, dann ist das der Gesundheit förderlich. Die Lebensrhythmen nennt man auch Biorhythmen. Den Tagesablauf diesen Rhythmen anzugleichen, ist eine wichtige Voraussetzung für ein gut funktionierendes Immunsystem.

Was für den Tagesrhythmus gilt, gilt auch für den Jahresrhythmus. Das Jahr mit den verschiedenen Jahreszeiten beeinflußt unseren Körper sehr stark. Natürlich sind wir heute nicht mehr den Wetterunbilden ausgesetzt; wir brauchen nicht im Winter zu frieren und im Sommer zu schwitzen. Dank angepaßter Kleidung können wir die Natur und unsere Umwelt für unsere Gesundheit nutzen. Das Licht, die frische Luft, das Wasser, der Wind, alles hat einen Einfluß auf uns, der – wenn er klug genutzt wird – unserer Gesundheit dient. Eine unsachgemäße oder falsche Nutzung bringt uns Krankheit.

Für Ayurveda sind diese Wechselbeziehungen zwischen Mensch und Umwelt Ursachen für Gesundheit oder Krankheit.

> *Der Tagesablauf sollte den Biorhythmen angeglichen werden*

Die Ernährungstherapie

Eine weitere wichtige Voraussetzung für Gesundheit – oder Krankheit – ist die Ernährung. Die Wechselbeziehung zwischen Mensch und Umwelt wird nicht nur durch die Zeit und die Tätigkeiten des Menschen bestimmt, sondern auch durch die Objekte aus der Umwelt und dazu gehört die Ernährung.

Nach Ansicht der Schulmedizin ist eine spezielle Ernährung bei der Hepatitis nicht erforderlich. Die Ernährung solle die üblichen Eiweiße, Fette und Kohlehydrate sowie Mineralstoffe und Vitamine enthalten, anderes sei nicht notwendig. Eine spezielle Ernährung ist nach schulmedizinischer Ansicht nur bei fortgeschrittenen Lebererkrankungen – Leberzirrhosen – nötig. Auch ein Vitaminzusatz wird nicht für notwendig erachtet. Es wird sogar von Leberdiäten abgeraten, da sie nutzlos seien. Den Hepatitispatienten wird auf die Frage nach der Diät immer wieder geantwortet, daß sie eine solche nicht brauchen. Abgesehen vom Alkohol, könnten sie sich wie vor der Krankheit ernähren.

Die Grundprinzipien der Ernährung im Ayurveda

In der ayurvedischen Therapie ist aber die Ernährung sehr wichtig. Ayurveda vertritt dieselbe Ansicht wie Hippokrates, der berühmteste Arzt des Altertums, der sagte: „Eure Nahrung soll Euer Heilmittel sein!"

Nach Ayurveda besteht tatsächlich kein prinzipieller Unterschied zwischen Nahrungsmittel und Heilmittel. Nur die Dosis macht den Unterschied aus. Sowohl Heilmittel als auch Nahrungsmittel verändern den Körper, die Heilmittel sind in der Wirkung nur viel stärker.

Bevor wir nun über die spezielle Diät für Hepatitiskranke sprechen, müssen wir einige Grundprinzipien der ayurvedischen Ernährung kennenlernen.

In der Ordnungstherapie haben wir über die Wechselbeziehungen zwischen Mensch und Umwelt gesprochen. Man ist geneigt zu glauben, daß die Kontaktfläche zwischen Mensch und Umwelt durch die Hautoberfläche hergestellt wird. Die Haut hat eine Oberflächenausdehnung von etwa zwei Quadratmetern.

Die Kontaktfläche für die aufgenommene Nahrung bildet der Magen und der Darm. Deren Ausdehnung beträgt etwa 200 bis 300 Quadratmeter! Auf dieser riesengroßen Fläche findet der Kontakt zur aufgenommenen Nahrung statt.

Unser Körper wird durch die eingenommene Nahrung ständig erneuert. „Der Körper besteht und entsteht durch die eingenommene Nahrung. Die Krankheiten entstehen ebenfalls durch die (falsche) Ernährung. Durch richtige Ernährung entsteht die Gesundheit, durch falsche Ernährung entsteht die Krankheit." (Carak, sutra 28/45).

Ayurveda unterteilt die Nahrungsmittel in drei Untergruppen:
► Nahrungsmittel, die eine Krankheit erzeugen können.
► Nahrungsmittel, die eine Krankheit beseitigen können.
► Nahrungsmittel, die die Gesundheit fördern.

Als Beispiel für eine Nahrung, die eine Krankheit erzeugen kann, nennt Ayurveda eine Speise, die aus Milch und Fisch zubereitet ist.

Als Nahrungsmittel, das eine Krankheit beseitigen kann, gibt Ayurveda den Honig an.

Als Nahrungsmittel, das die Gesundheit fördert, gilt im Ayurveda die Mungbohne oder auch die roten Linsen in allen Zubereitungen; als Beispiel für Europa kann man den Weizen oder den Dinkel nennen (wie bei Hildegard von Bingen).

Die oben angeführte Gruppierung ist recht variabel; das heißt, daß das gleiche Nahrungsmittel bei einer Krankheit eine Besserung, bei einer anderen eine Verschlimmerung hervorrufen kann. Es kommt ganz auf den Kranken und die Krankheit an. Deswegen muß auch für jeden Hepatitispatienten eine eigene Diät erarbeitet werden. Es ist die Pflicht jedes Ayurvedaarztes, dem Patienten seine individuelle Diät zu geben.

Es gibt einige einfache Faustregeln, wie man die Nahrungsmittel auf ihre Eigenschaften untersuchen kann. Das erste ist der Geschmack.

Ayurveda unterscheidet sechs Geschmacksrichtungen:
süß, sauer, salzig, herb, bitter und scharf.

Wie kann man nun durch das Schmecken etwas über die Wirkung des Nahrungsmittels erfahren?

Wir müssen einen kurzen Rückblick auf die **Elementenlehre** des Ayurveda werfen. Nach der Elementenlehre entstehen die verschiedenen Geschmacksrichtungen nach dem Überwiegen der Elemente.

So entsteht
▶ süß aus Erde und Wasser
▶ sauer aus Erde und Feuer
▶ salzig aus Wasser und Feuer
▶ herb aus Erde und Wind
▶ bitter aus Äther(Raum) und Wind
▶ scharf aus Feuer und Wind

Wir können nun die Wirkung der Nahrungsmittel durch den Geschmack schon besser erkennen. Die Elemente haben nätürlich auch eine Verbindung zu den Bioenergien.

So besteht
▶ *Vata* aus Wind und Äther
▶ *Pitta* aus Feuer und Wasser
▶ *Kapha* aus Erde und Wasser

Nun können wir die Wirkung der Nahrungsmittel bestimmen: Süß wird *Kapha* vermehren, bestehen doch beide aus den gleichen Elementen Erde und Wasser. Analog ergibt sich die Wirkung der anderen Geschmacksarten.

Sauer, salzig und scharf enthalten das Element Feuer und die Bioenergie *Pitta* enthält das gleiche Element! Die Hepatitis ist aber eine *Pitta*-Krankheit der Leber! Sauer, salzig und scharf stärken in unserem Körper das „Feuer"; deswegen entstehen häufig solche Symptome wie Brennen im Magen, oder Brennen hinter dem Brustbein, oder Augen- und Hautbrennen. Dies sind Symptome und Warnsignale für ein Überwiegen des *Pitta*.

Für den Hepatitispatienten ist es wichtig, daß er die Geschmacksarten sauer, salzig und scharf nur in kleinen Mengen zu sich nimmt.

Die Geschmacksrichtungen süß, bitter und herb enthalten das Element Feuer nicht. Sie wirken deswegen auf den Körper kühlend.

In der Ernährung des Gesunden braucht man beides: wärmende und kühlende Nahrungsmittel. Bei allen *Pitta*-Erkrankungen aber sollte die Nahrung möglichst wenig die Geschmacksrichtungen sauer, salzig und scharf enthalten.

Die drei Geschmacksrichtungen süß, sauer und salzig helfen den Körper aufzubauen; (Erde, Wasser, Feuer) sie wirken anabolisch, aufbauend.

Herb, bitter und scharf bauen den Körper ab; sie wirken katabolisch, abmagernd.

Eine Krankheit schafft immer eine Disharmonie in unserem Körper. Die Selbstheilungskräfte unseres Körpers versuchen dann, diese Disharmonie auszugleichen. Wenn wir zu viele heiße, trockene Speisen gegessen haben, bekommen wir Durst; das ist eine ganz alltägliche Erfahrung. Wir haben nur leider vergessen, dieses innere Verlangen richtig zu deuten.

Jede Geschmacksrichtung hat aber auch eine emotionale, auf die Psyche wirkende Färbung. Süß hilft unseren Körper aufzubauen. Süß ist aber auch mit dem Begriff Liebe und Zuneigung innig verbunden. Menschen, die sehr viel Süßigkeiten essen, brauchen nicht unbedingt mehr Nahrung, sondern sie möchten mehr Liebe und Zuneigung. Das Essen von Süßigkeiten ist eine Ersatzhandlung. Wenn wir das Verlangen unseres Körpers richtig deuten, können wir unser Verhalten danach richten.

Durch unsere Erfahrung wissen wir, was uns gut bekommt oder nicht. Wir dürfen die Nahrungsmittel durchaus ausprobieren auf ihre Bekömmlichkeit, aber dieser Rat gilt nur für Nahrungsmittel aus der Natur. Mit künstlichen Nahrungsmitteln – Fast food, Designer Food, gentechnisch veränderte Nahrungsmittel, oder auch Schokolade – wird unser Körper irregeführt.

Der Geschmack ist nur der erste Hinweis auf die Wirkung eines Nahrungsmittels. So ist zum Beispiel auch wichtig, ob das

Nahrungsmittel im Körper Wärme oder Kälte erzeugt, anabolisch oder katabolisch, also aufbauend oder abmagernd wirkt. Letztlich wird die spezifische Wirkung des Nahrungsmittels bestimmt. Die Diät muß immer mit dem Arzt abgestimmt werden.

Wir brauchen eine Ernährung mit ausgeglichener Zusammensetzung für unsere Gesundheit; im Krankheitsfall aber brauchen wir zusätzlich kompensatorische Nahrungsmittel, um die Harmonie des Körpers wieder herzustellen. Im Ayurveda sind alle gängigen Nahrungsmittel aufgelistet nach ihren Eigenschaften; eine Arbeit von Generationen von gut beobachtenden Ärzten! Aber das sind indische Nahrungsmittel! Hier in Europa gibt es andere Nahrungsmittel, und wir müssen die Erfahrungen selber erst sammeln. Wir können mit dem Geschmack die Eigenschaften der Nahrungsmittel schon grob einschätzen, aber erst unsere Erfahrung zeigt uns die gesamte Wirkung eines Nahrungsmittels.

Erfahrungen zu sammeln hat Tradition! Der große Chirurg des alten Indien, Susrut, sagt in seinem Buch: „Wenn die Theorie mit der Erfahrung nicht übereinstimmt, dann muß der Erfahrung der Vorzug gegeben werden!" Die Erfahrung steht an erster Stelle. Probieren geht über Studieren!

Weitere Kriterien zu Beurteilung eines Nahrungsmittels

Außer dem Geschmack werden im Ayurveda noch zahlreiche andere Kriterien zur Beurteilung der Wirksamkeit eines Nahrungsmittels herangezogen. Für die Zusammenstellung der Diät sind alle wichtig.

Die Natur eines Nahrungsmittels
Manche Nahrungsmittel sind schwer verdaulich, andere leichter. So ist Schweinefleisch schwerer verdaulich als Hühnerfleisch; Sojabohnen sind schwerer verdaulich als Mungbohnen.

Das heißt nun nicht, daß die schwerer verdaulichen Nahrungsmittel gesundheitsschädlich sind; nur soll sich die Menge eines solchen Nahrungsmittels nach dem Bedürfnis und nach der Verdauungskraft des Patienten richten. Ein Sportler mit guter Verdauungskraft darf gern Schweinefleisch essen; einem Kranken mit schwacher Verdauungskraft würde solches Essen schaden.

Die Zubereitung der Nahrung

Nach Ayurveda kann man ein Nahrungsmittel durch geeignete Zubereitungsart bekömmlicher für den Menschen machen. Die verschiedenen Kochrezepte und Zubereitungsarten sind für die ayurvedische Ernährungslehre sehr wichtig. Reis oder Hülsenfrüchte kann man durch vorheriges leichtes Anrösten bekömmlicher machen. Dagegen werden Speisen durch Frittieren schwer verdaulich. Sie mögen dann zwar schmackhafter werden, aber die Verdauungskraft wird stark belastet. So wird man zum Beispiel einem Leberkranken eher einen gekochten als einen rohen Apfel empfehlen. Wir werden noch spezielle Zubereitungsarten für Leberkranke besprechen.

Kombination von Nahrungsmitteln

Nach ayurvedischer Auffassung wird durch die Kombination von zwei geeigneten Nahrungsmitteln eine günstigere Wirkung erzielt, als nur mit einem Nahrungsmittel. Bei nicht geeigneten Nahrungsmitteln kann natürlich auch eine ungünstige oder schädliche Wirkung entstehen. Wenn man zum Beispiel Milch mit Ingwer kocht, wird die verschleimende Wirkung der Milch deutlich weniger. Dagegen ergibt eine Fischmahlzeit, die mit Milch zubereitet wurde, eine ungünstige Wirkung, besonders auf eitrige Hautkrankheiten. Ayurveda legt großen Wert bei den Kochrezepten auf günstige Kombinationen von Nahrungsmitteln.

Die Menge der Nahrungsmittel

Hier wird angegeben, wie groß die Gesamtmenge der eingenommenen Nahrung sein soll. Diese hängt ab von der Verdauungskraft und von dem Bedarf des Patienten.

Aber nicht nur die Gesamtmenge, sondern auch die Anteile der jeweiligen Nahrungsmittel sind sehr wichtig. Das Verhältnis von Brot oder Butter oder Gemüse wird für den Patienten bei der Erarbeitung seiner Diät festgelegt. Eine einseitige Ernährung – auch wenn die Gesamtmenge stimmt – wird als ungesund und falsch abgelehnt.

Das Herkunftsland

Gemeint ist hiermit sowohl die Wohngegend des Patienten als auch das Herkunftsland der Nahrungsmittel.

Ein Patient aus einer sumpfigen, wasserreichen Gegend ernährt sich sicher anders als jemand aus einer trockenen oder waldreichen Gegend. Die Gewohnheiten des Patienten müssen in jedem Fall mit berücksichtigt werden.

Bei den Nahrungsmitteln hängt die Qualität und der Nährwert weitgehend vom Herkunftsland ab. Gerade in der heutigen Zeit ist dieser Punkt von immenser Bedeutung. Man bedenke nur den großen Verbrauch von Pestiziden und Insektiziden in den einzelnen Ländern. Diese Gifte töten leider nicht nur den Wurm im Apfel, sondern greifen auch die Leberzelle an.

Die Zeit

Die Ernährung soll der Jahreszeit angepaßt sein. Im Sommer ernährt man sich anders als im Winter. Aber auch die Tageszeit ist ein mitbestimmender Faktor: das Frühstück soll anders aussehen als das Abendessen.

Natürlich ist das Stadium der Krankheit sehr wichtig für die Diät. Bei akutem Fieber ist der Diätplan anders als bei chronischem Fieber.

Die Essensregeln

Man muß Hunger haben! Diese banale Feststellung ist sehr wichtig!

- Der Magen soll zur Hälfte mit festen Speisen und zu einem Viertel mit flüssigen Speisen gefüllt sein. Ein Viertel soll

„leer" bleiben; das ist eine Faustregel d.h. man soll aufhören zu essen, bevor man ganz satt ist.

- Das Essen soll alle Geschmacksrichtungen enthalten. Nur süße oder nur saure Speisen sind keine Vollwerternährung.
- Die verschiedenen Speisen sollen zueinander passen und so eine abgerundete Mahlzeit ergeben.
- Man soll nicht zu schnell, nicht zu langsam, nicht zu kalt, nicht zu heiß essen. Das Essen soll gut durchgekaut werden.
- Man soll sich auf das Essen konzentrieren und nicht andere Aktivitäten dabei ausführen wie Lesen oder Fernsehen oder intensive Gespräche führen.
- Harn- oder Stuhldrang sollen vor dem Essen erledigt werden. Die Natur darf nicht unterdrückt werden.
- Vor dem Essen sollen Hände und Mund gewaschen werden.
- Eine ausgeglichene Gemütsverfassung und ausreichende körperliche Verfassung sind ebenfalls sehr wichtig für das Essen.

Wenn jemand große Trauer, Wut oder Ärger hat, soll er das Essen lieber ausfallen lassen. Es wird nicht richtig verdaut. Nach einer Mahlzeit sollte man wenigstens drei Stunden lang nichts essen. Das Wassertrinken ist in der Zwischenzeit aber nicht verboten. Ayurveda ist hier anderer Meinung als die Schulmedizin. Die Schulmedizin empfielt mehrere kleine Mahlzeiten. Nach ayurvedischem Verständnis ist der Verdauungsprozeß nacheinander aktiv. Dieser physiologische Rhythmus würde durch zuviele Zwischenmahlzeiten gestört.

Nahrungsmittel und Psyche

Bis hierher haben wir die Wirkung der Ernährung auf den Körper besprochen. Die einzelnen Nahrungsmittel haben aber auch eine Wirkung auf die Psyche:

- Eine ausgeglichene Gemütsverfassung erzielt man mit Milch, Weizen, Hafer, *Ghee* (gekochte, geklärte Butter), Sesamöl, Mungbohnen.
- Eine eher unruhige und triebhafte Gemütsverfassung erzielt man mit verschiedenen Fleischsorten, Bananen, Auberginen,

Eiern. Aber auch einige Gewürze wie Knoblauch oder Zwiebeln gehören hierher.

- Die dritte Gruppe von Nahrungsmitteln läßt den Menschen eher stumpfsinnig und dumpf werden. Er denkt dann nur an körperliche Genüsse; er kehrt sich von allem Geistigen ab. Hierher gehört der Alkohol, alle anderen Drogen, aber auch Schweinefleisch und frittierte Speisen.

Für einen Leberkranken sind Diät und Essensregeln ein Hauptpfeiler der Therapie

Viele von den Essensregeln sehen eigentlich ganz banal aus. Sie sind aber für den Hepatitiskranken wichtig. Ein gesunder Mensch kann sehr viel verkraften; aber für einen Leberkranken sind Diät und Essensregeln ein Hauptpfeiler der Therapie. Die Diät muß sich natürlich nach dem Kranken ausrichten! Nicht nur das Krankheitsstadium, das Alter und die Konstitution des Kranken, die Verdauungskraft und die oben genannten Regeln sind wichtig, sondern auch die Gewohnheiten, die Neigungen und Abneigungen des Kranken spielen eine große Rolle.

Es ist selbstverständlich, daß man alle Nahrungsmittel meidet, die man sowieso nicht vertragen kann. Wenn aber ein Patient gewohnt ist, zu den Mahlzeiten Kartoffeln zu essen, dann soll man ihm – auch aus diätetischen Gründen – nicht plötzlich Reis zu essen geben. Eine Diät darf man nicht radikal umstellen; das muß – falls es erforderlich ist – moderat und langsam geschehen. Ein plötzlicher Wechsel schadet mehr als er nützt.

Allgemeine Ernährungsempfehlungen für Hepatitiskranke

Der Leberkranke soll das Essen als einen Teil seiner Therapie betrachten. Er soll sich am Essen freuen! Wenn er die zuvor genannten Regeln beherzigt, kann er nicht mehr viel falsch machen.

Eines aber soll hier noch einmal wegen seiner Wichtigkeit hervorgehoben werden: Der Leber obliegt die Entgiftung unseres Körpers. Sie muß alle Schadstoffe und Gifte unschädlich machen und zur weiteren Ausleitung aus dem Körper umwandeln.

Für eine gesunde Leber ist das kein großes Problem; sie versagt allerdings bei Überbelastung. Die Alkoholzirrhose ist dafür ein gutes Beispiel. Eine Leber, die mit einem Virus infiziert ist, ist aber krank. Und sie muß unbedingt entlastet werden. Nur dann haben die Leberzellen eine Chance, dem Virus erfolgreich zu widerstehen.

Viele von unseren heutigen Nahrungsmitteln sind mit Insektiziden, Pestiziden und Konservierungsmitteln belastet. Viele Fertignahrungsmittel sind außerdem mit Zusatzstoffen versehen, die teilweise gar nicht angegeben sind; viele unserer Nahrungsmittel sind bereits gentechnisch verändert; oder zur Haltbarmachung bestrahlt, etc. Sogar „unser täglich Brot" ist mit mindestens zehn Zusatzstoffen belastet! Wir bezahlen den Überfluß an Nahrung mit unserer Gesundheit! Alle die vielen Zusätze belasten die Leber. Der Leberkranke sollte deswegen möglichst nur naturbelassene Nahrungsmittel zu sich nehmen. Dieser Rat ist sehr schwer zu befolgen! Selbst die Biobauern sind manchmal hilflos, wenn sie ihre Produkte vor den Umweltgiften schützen wollen. Immerhin sind aber diese Produkte sehr viel besser, als importierte Nahrungsmittel, besonders Obst und Gemüse, das aus fernen Ländern kommt. Um allein den langen Weg einigermaßen ansehnlich zu überstehen, werden Konservierungsstoffe in großen Mengen verwendet. Erdbeeren aus Israel an Weihnachten sind kein Geschenk für einen Leberkranken, sondern Gift. Die Weintrauben aus den großen Monokulturen, die Zitrusfrüchte aus den südlichen Ländern, die Tomaten aus Holland, sie alle sehen wunderschön aus, aber durch die vielen Schadstoffe belasten sie die Leber.

Das Kochen ist heutzutage im Zeitalter der Fertiggerichte ziemlich aus der Mode gekommen. Es gehört zu den „niedrigen" Arbeiten, für die man keine Zeit verschwendet. Das Kochen gehört aber in Wahrheit zu den kreativsten Künsten, die uns nicht nur am Leben erhalten, sondern uns auch erfreuen und gesund er-

Frische, selbst zubereitete Speisen sind eine Wohltat für die Leber; in Fabriken hergestellte Speisen sind ein Attentat auf die Leber!

halten! Die Komposition einer Sauce ist in keiner Weise vergleichbar mit einem abgepackten Fertiggericht, das man in die Mikrowelle schiebt, auch wenn die Reklame uns das Glauben machen will! Frische Speisen, die selbst zubereitet wurden, sind eine Wohltat für die Leber; in Fabriken hergestellte Speisen sind ein Attentat auf die Leber!

Ein Wort noch zur Rohkost. Grundsätzlich hat Ayurveda nichts gegen Rohkost. Für einen Gesunden, der eine gute Verdauungskraft hat, kann durch Rohkost sicher kein Schaden entstehen. Der Hepatitiskranke hat aber fast immer eine Verdauungsschwäche. Wenn er Rohkost zu sich nimmt, überfordert er seine Verdauungskraft. Deswegen wird auch für den Hepatitiskranken das Obst nur in gekochtem Zustand empfohlen. Rohe Äpfel werden meistens schlecht vertragen, Apfelmus dagegen ganz gut.

Das Obst soll immer süß sein. Saures Obst kann der Leberkranke schlecht vertragen. So darf er süße Beeren z.B. Erdbeeren und Himbeeren gern essen; bei Brombeeren muß man bereits vorsichtig sein, da sie etwas saurer sind. Auch von den Zitrusfrüchten sollen nur die süßen gegessen werden; Pampelmusen sind bereits zu sauer. Von Bananen wird wegen der hohen Belastung mit Schadstoffen abgeraten. Außerdem werden die Bananen in unreifem Zustand geerntet; sie sollten aber an der Staude gereift sein, um die Leber nicht zu belasten. Unreife und überreife Früchte sind nicht gut für den Leberkranken. Ein Salatdressing sollte mit Zitronensaft in geringen Mengen zubereitet werden, nicht mit Essig!

Ayurveda empfiehlt eine „Vollwertkost". Jede einseitige Ernährung ist falsch. Die Mahlzeit soll alle Geschmacksrichtungen aufweisen, d.h. alle Elemente müssen vorhanden sein. Die Essensportionen, die Nahrungsstoffe und die Speisenfolge sollen harmonisch aufeinander abgestimmt sein.

In unseren Hotels und Restaurants wird fast immer zuerst eine große Schüssel Salat gereicht. Erst danach folgen die nahrhafteren Speisen. Nach ayurvedischen Vorstellungen ist diese Reihenfolge völlig falsch. Am Anfang steht eine appetitanregende Suppe. Dann sollen zunächst die nahrhafteren und schwerer verdaulichen Speisen gereicht werden. Dazu gehört auch die Süßspeise; der Salat bildet den Abschluß, was auch für die Zähne viel besser ist!

Ayurveda propagiert nicht eine vegetarische Kost für die Leberkranken. Aber auch hier gilt, was vorher besprochen wurde: es gibt nur sehr selten unbelastetes und nicht verseuchtes Fleisch (Hormone, Antibiotika, Pestizide, Kraftfutter). Wenn solches erhältlich ist, darf es durchaus gegessen werden.

Das gleiche gilt auch für Fisch. Meeresfische sind hoch belastet mit Schwermetallen und Quecksilber, so sehr, daß bereits für Schwangere der eingeschränkte Genuß von Meeresfischen empfohlen wird. Fluß- oder Süßwasserfische sind im allgemeinen nicht schwer belastet und können deswegen verzehrt werden. Der Fisch selbst ist nicht gefährlich, nur das, was mit dem Fisch gegessen wird.

Nach diesen mehr allgemeinen Erwägungen wollen wir nun einige ganz konkrete Empfehlungen für den Hepatitiskranken geben.

Die spezielle Hepatitisdiät

Das Prinzip der Hepatitisdiät ist, daß sie nahrhaft aber leicht verdaulich ist.

Alle Nahrungsmittel, die süß, bitter und etwas herb sind, gehören in die Hepatitisdiät, alles, was sauer und salzig ist, ist im Übermaß untersagt. Zum Beispiel: Kaffee, Essig, Frittiertes, Senf, Pfeffer. Gepökeltes oder in Salz Eingelegtes, etc. ist ganz verboten.

Die Geschmacksrichtung herb ist deswegen nur wenig erlaubt, weil alle herben Nahrungsmittel stopfend wirken. Das wiederum hindert die ohnehin schon kranke Leber bei ihrer Verdauungsarbeit. Wenn aber der Hepatitispatient häufig Durchfall

Das Prinzip der Hepatitisdiät: nahrhaft aber leicht verdaulich

hat, können Nahrungsmittel mit der Geschmacksrichtung herb mehr gegeben werden (Zimt, Wacholderbeeren). Bitter und süß dämpfen *Pitta*.

Milch

Milch darf nie als Rohmilch genossen werden. Als Trinkmilch wird die Milch nur einmal kurz aufgekocht. Man läßt sie etwas abkühlen und kann sie dann nach Wunsch mit altem Honig oder Ingwer verfeinern. Wenn es Ziegenmilch zu kaufen gibt, so ist diese besser verträglich, schon deshalb weil sie nur von Biobauern angeboten und fast nie aus Massentierhaltung gewonnen wird. Wenn Fett bereits sehr schlecht vertragen wird, muß die Milch vor dem Kochen entrahmt werden, nach dem Abkühlen wird ein zweites Mal entrahmt.

Milchprodukte

Käse: Vergorener oder salziger Käse ist verboten (Weichkäse, Hartkäse, Quark nur in kleinen Mengen). Sauermilchkäse und alle Arten von Schimmelkäse sind verboten. Erlaubt ist selbstgemachter Käse mit dem Ferment Lab (als Pulver oder Tabletten in der Apotheke zu kaufen). Diesem Käse können Kräuter, etwas Steinsalz und etwas Pfeffer zugesetzt werden.

Es gibt noch eine zweite Art, Käse herzustellen: Ein Liter Milch wird zum Kochen gebracht und mit dem Saft einer ungespritzten Zitrone vermengt. Die Milch flockt nun aus. Man läßt sie etwa fünf Minuten stehen, dann seiht man sie durch ein Tuch ab und preßt die verbliebene Masse bis sie fest und schnittfähig ist. Auch hierzu kann man Gewürze, Kräuter oder Honig geben. Auch hier nur kleine Mengen essen.

Joghurt: Ganz allgemein sollte Joghurt in der Hepatitisdiät nur selten gegessen werden. Er sollte möglichst selbst gemacht sein und nur wenig Säure enthalten. Bevor er gegessen wird, muß er im Verhältnis 1:1 mit Wasser verquirlt werden. Dieses Verquirlen sollte wenigstens fünf Minuten dauern. Hierzu kann man

Gewürze oder Honig geben. Gekaufter Joghurt enthält Konservierungsmittel und Emulgatoren, deshalb ist er für die kranke Leber schädlich. Biojoghurt darf in kleinen Mengen gegessen werden. Auch dieser sollte verquirlt werden.

Butter: Auch die Butter sollte möglichst selbst gemacht sein; sie enthält dann keine Festiger oder Emulgatoren. Wenn nur gekaufte Butter verwendet werden kann, so sollte man diese durch Kochen zu Butterschmalz umarbeiten, wobei der dabei entstehende Bodensatz verworfen wird.

> Im Ayurveda heißt die auf diese Art zubereitete Butter *Ghee*. Um *Ghee* herzustellen, wird die Butter so lange gekocht, bis kein Schaum mehr auf der Oberfläche entsteht. Das *Ghee* wird dann abgegossen, der verbliebene Bodensatz wird verworfen.

Um Fette verdauen zu können, braucht der Mensch ausreichend Galle im Darm. Bei bestehender Gelbsucht ist nicht mehr ausreichend Galle im Darm. Dadurch ist die Fettverdauung gestört. In diesem Fall sind alle Fette einschließlich Butter verboten. Wenn ausreichend Galle in den Darm gelangt, dürfen Fette und Öle, auch Sahne, gegessen werden.

andere Fette: Sie können alle Öle mit einem hohen Anteil an ungesättigten Fettsäuren benutzen wie Sesamöl, Olivenöl, Sonnenblumenöl, Distelöl. Margarine ist ungeeignet, ebenso Erdnußöl oder Senföl.

Gemüse

Alle sauren Gemüsesorten sind verboten. Vorzuziehen sind die bitteren und herben Gemüsearten. Zu beachten ist, daß auch hier nur nichtbelastetes Gemüse zubereitet wird. Alle Fertiggerichte sind abzulehnen, ebenso in Dosen konservierte Gemüse. Wenn nicht anders möglich, dann eher tiefgefrorene Gemüse.

Nicht geeignet für Hepatitiskranke sind: dicke Bohnen, grüne Bohnen, grüne Erbsen, getrocknete Erbsen, rohe Gurken, (gekochte Gurken sind erlaubt), Lauch, Sauerampfer, Sauerkraut, Schwarzwurzeln, Tomaten, (voll ausgereifte Tomaten sind erlaubt, gentechnisch veränderte oder künstlich gereifte Tomaten nicht).

Bedingt geeignet sind: Avocados, Grünkohl, weiße Rüben und Zwiebeln.

Sehr geeignet sind: Mungbohnen, (in türkischen oder ostasiatischen Läden erhältlich), Linsen, Kürbis, Chicoree, Endivien, Melde (wilder Spinat), Spinat, Löwenzahn, Artischocken, rote Beete, Zuchini, Paprika, Rettich, Spargel, Möhren, Rosenkohl, Blumenkohl, Fenchel, Champignons, Sellerie, Kartoffeln. Nicht alle Kohlsorten sind gleich gut verträglich, der Kranke muß dies selbst ausprobieren. Alle Linsenarten werden leichter verdaulich, wenn sie vorher in einem Teelöffel *Ghee* angeröstet werden.

Besonders heilend für den Hepatitiskranken ist frischer Rettichsaft, morgens etwa 25 Milliliter. Auch als Salat mit etwas Zitrone angemacht, ist Rettich für den Kranken gut. Auch andere Gemüsesäfte wie Weißkohl- oder Rotebeetesaft (Folsäure) sind sehr geeignet.

Kartoffeln lassen sich sehr gut als Hauptnahrungsmittel verwenden. Sie lassen sich als Gemüse, Beilage, Suppe oder Salat zubereiten. Nach ayurvedischer Lehre gelten sie als „trocken"; deshalb sollte man immer ein wenig Fett hinzufügen.

Ein vorzügliches Gemüse ist ein indisches Kartoffelgericht: In 1 EBl. *Ghee* werden etwas angeröstet: zwei Knoblauchzehen, eine Prise Pfeffer, eine gute Prise gemahlener Kümmel, eine Messerspitze Kurkumar. Dann fügt man die gewünschte Menge gekochter, gewürfelter Kartoffeln hinzu und gibt eine Messerspitze Salz dazu. Das Gericht wird bestreut mit gehackter Petersilie und Kokosraspeln. Zum Salzen eignet sich Steinsalz besser als Meersalz.

Obst

Alle süßen Obstsorten sind geeignet. Möglichst nur Obst aus dem eigenen Land essen. Ausländische Ware ist meistens mit großen Mengen Konservierungsmitteln und Insektiziden belastet.

Nicht geeignet sind: säuerliche Orangen und Clementinen, Pampelmusen, saures Beerenobst, Rhabarber, Bananen,.

Süßes, getrocknetes Obst ist erlaubt (Datteln, Feigen, Rosinen). Äpfel können evtl. gekocht oder als Bratäpfel gegessen werden. Auch hier sind die süßen Sorten zu bevorzugen.

Kräuter

Fast alle Gewürzkräuter sind auch Heilkräuter, die der erkrankten Leber bei der Verdauungsarbeit helfen können.

Sehr geeignet sind: Estragon, Fenchel, Koriander, Kümmel, Kardamom, Ingwer, Piment, Safran, Zimt, Gelbwurz, Bockshornklee, Borretsch, Brennessel, Pfefferminze, Kreuzkümmel, Melisse, Rose, Wacholder.

Bedingt geeignet sind: Nelken, Muskat, Lorbeer, Pfeffer, Chili. Zwiebeln sind in kleinen Mengen und fein geschnitten erlaubt.

Getreide

Alle Getreidesorten sind erlaubt. Sie können leichter aufgespalten werden, wenn sie vor der Verarbeitung in einer eisernen Pfanne leicht angeröstet werden. Wenn sie frisch gemahlen sind, ist der Geschmack noch besser.

Nüsse

Sie gehören zu den schwer verdaulichen Nahrungsmitteln, deshalb sollte man sie nur selten essen.

Cashewnüsse und Erdnüsse sind verboten. Haselnüsse kann man bedingt essen. Am ehesten sind noch Mandeln und Walnüsse erlaubt. Sie sollten vorher gemahlen und angeröstet werden.

Am besten ist es, sie sehr gut durchzukauen, da das Kauen und Einspeicheln der Leber eine Menge Arbeit abnimmt. Diese Regel gilt generell für alle Nahrungsmittel.

Brot

Auch das Brot sollte möglichst selbst gebacken sein, das gekaufte Brot enthält eine Menge chemischer Zusätze, die der Leber nicht gut tun. Wenn aber dies nicht möglich ist, dann nur Brot von einer Bäckerei kaufen, nicht aus dem Supermarkt.

Grundsätzlich können alle Getreidesorten zu Brot verbacken werden. Wenn aber das Getreide vor dem Mahlen kurz angeröstet wird, kann die Leber leichter verdauen. Der Kranke soll das Brot essen, das er am besten vertragen kann.

Brotaufstriche

Alle Arten Wurst und Schinken sind grundsätzlich verboten.

Geeignet ist: selbstgemachte Marmelade, alter Honig, selbstgemachter Käse, *Ghee*, vegetarische Brotaufstriche, die nicht aus Nüssen hergestellt sind, weich gekochte Eier, wobei das Eiweiß besser ist als das Eigelb. Vom Honig sollte nur alter Honig, der kein Blütenhonig ist, gegessen werden (Allergien).

Süßungsmittel

Zucker nur in Maßen verwenden, alter Honig eignet sich besser, aber auch Birnendicksaft, Ahornsirup, Zuckerrübensirup, ungespritzte Rosinen.

Fleisch und Fisch

Auch hier gilt, daß nur Fleisch aus biologischer Aufzucht verwendet werden soll. Es darf nicht mit Antibiotika oder Hormonen behandelt sein, das Schlachttier sollte nicht mit Fischmehl gefüttert worden sein. Erlaubt sind Lamm, Schaf, Wild, Geflügel. Das Fleisch darf nicht mit tierischen Fetten gebraten werden außer mit *Ghee*. Am besten wird es gedünstet. Als

Gewürze kommen in Frage: etwas Pfeffer, Koriander und Zimt. Kochen im Römertopf ist durchaus erlaubt für biologisches Fleisch oder Fisch.

Meeresfrüchte und Meeresfische sind verboten (zu hoch belastet). Süßwasserfisch ist einmal pro Woche erlaubt.

Trinken

Strengstens verboten ist Alkohol in jeder Form.

Verboten ist auch Kaffee. Alle gekauften Limonaden, Säfte, Cola und Mineralwasser sind ebenfalls verboten.

Erlaubt sind schwarzer Tee und grüner Tee. Auch erlaubt sind selbstgemachte Säfte aus süßem Obst ohne Zusätze.

Empfehlenswert sind Kräutertees, besonders Brennessel, Salbei, Pfefferminz, Kamille, Löwenzahn, Ingwer, Kümmel, Fenchel, Anis und abgekochtes Wasser (zehn Minuten sprudelnd kochen lassen), das mit Gewürzen oder Rosenwasser verfeinert werden kann.

Allgemeine Essensregeln

Keine Rohkost! Nur wenig Salate! Ballaststoffe sind zwar gut für den Darm, nicht aber für die Leber, die diese schwere Arbeit nicht mehr leisten kann. Nicht das Nahrungsangebot ist wichtig, sondern was die Leber noch leisten kann.

- Die Essensmengen sollten nicht größer sein, als das, was der Patient in drei Stunden verdauen kann. Es darf nie ein Völlegefühl im Magen entstehen. Die Mahlzeiten sollen aus gemischter Kost bestehen.
- Alle Nahrungsmittel müssen intensiv gekaut werden, das nimmt der Leber viel Arbeit ab.
- Alle Nahrung, die direkt aus dem Kühlschrank kommt, sollte vermieden werden. Die Nahrung sollte wenigstens Zimmertemperatur haben, bevor man sie ißt.

- Wiederaufgewärmte Speisen gelten im Ayurveda als schwerverdaulich und sollten vermieden werden. Die Nahrung sollte möglichst frisch gegessen werden.
- Die Eßgewohnheiten des Patienten sind zu berücksichtigen.
- Milch und Obst dürfen nicht zusammen gegessen werden, auch nicht als Brei.
- Milch und Fisch zusammen bei einer Mahlzeit ist verboten.
- Nach Sonnenuntergang darf nicht mehr gegessen werden.
- Sollten einmal Darmstörungen auftreten, so ist es besser einen Fastentag einzulegen, um so den Darm zu entlasten.
- In Streßsituationen sollte man lieber nur eine kleine oder gar keine Mahlzeit zu sich nehmen.
- Man soll sich auf das Essen konzentrieren und es auch genießen. Eine ausgeglichene Gemütslage fördert die Verdauung.

Wichtig!
Nach dem Essen sollte man unbedingt eine halbe Stunde ruhen.

Bevor wir nun die Ernährungstherapie abschließen, dürfen wir die verschiedenen Gewürze nicht vergessen.

Die Gewürze

Die Gewürze nehmen in der ayurvedischen Medizin eine Zwischenstellung zwischen der Ernährungstherapie und der Phytotherapie, der Heilpflanzentherapie, ein. Gerade dieser fließende Übergang von Ernährungstherapie zu Arzneitherapie macht Ayurveda so interessant.

So ist zum Beispiel das wichtigste Heilmittel bei Störungen im Bereich der Bioenergie *Vata* das einfache Sesamöl. Um die Wirksamkeit zu steigern, wird es mit verschiedenen Kräutern versetzt.

Gegen Störungen im *Pitta*bereich eignet sich am besten die gekochte Butter, das *Ghee*.

Bei *Kapha*störungen ist Honig das Mittel der Wahl.

Alle Küchengewürze kann man durchaus therapeutisch einsetzen. Weil die Leber eine Verdauungsdrüse ist, und weil bei der

Hepatitis fast immer die Verdauung stark gestört ist, werden die Gewürze doppelt wichtig. Viele Hepatitiskranke leiden unter Appetitmangel, Blähungen und Darmstörungen.

Ganz allgemein benutzt jede Hausfrau die Gewürze, um den Appetit anzuregen. Die Gewürze locken die verschiedenen Verdauungssäfte und bessern dadurch die Verdauung.

Wir wollen einige der gebräuchlichsten Gewürze und Kräuter, die bei der Hepatitis hilfreich sind, hier angeben.

Entzündungshemmend und antibakteriell wirkende Gewürze und Kräuter

Gelbwurz, Curcuma: hat blutreinigende und entzündungshemmende Eigenschaften.

Schwarzer Pfeffer: kann Bakterien abtöten, wirkt aber *pitta*steigernd. Deshalb nur wenig verwenden!

Enzian: durch die Bitterstoffe besonders gegen zuviel *Pitta* wirkend.

Knoblauch: ein sehr gutes Antibiotikum, eines unserer besten, da es keine Resistenz bei Bakterien erzeugt; leider aber ebenfalls *pitta*stärkend; deshalb nur wenig benutzen. Besonders Menschen mit *Pitta*-Konstitution vertragen Knoblauch schlecht. Zwiebeln können als Ersatz benutzt werden.

Löwenzahn: kann als Tee, Gemüse oder Salat gebraucht werden. Wirkt sowohl antibakteriell als auch verdauungsfördernd.

Schafgarbe: als Teezubereitung.

Zitronenmelisse: wirkt sowohl antibakteriell als auch beruhigend auf alle Systeme.

Krampflösende Gewürze und Kräuter

Fenchel: besonders als Tee, aber auch als Gewürz für Brot, Ragouts und Currys.

Kümmel: ebenfalls ein gutes Brotgewürz, aber auch zu Kartoffeln und Kohlgerichten.

Kamille: als Tee.

Pfefferminz: als Tee.

Thymian: zu allen Kräutersaucen und Suppen, besonders aber zu Lammgerichten.

Majoran: zu Eierspeisen, Eintopfgerichten, Suppen, Salaten und Kartoffeln.

Blähungstreibende Gewürze und Kräuter

Basilikum: appetitanregend und blähungstreibend.

Wacholder: nur wenig verwenden, tötet Colibakterien!

Zimt: nur wenig verwenden.

Kümmel: (s.oben)

Rosenblüten: als Marmelade sehr delikat! Wird auch in der Therapie der Hepatitis eingesetzt.

Dill: für Suppen, Saucen und Kartoffelgerichte.

Verdauungsfördernde Gewürze und Kräuter

Bockshornkleesamen: eines der wichtigsten Gewürze bei der Hepatitis. Die enthaltenen Bitterstoffe dämpfen die Kraft des *Pitta*, wirken heilend auf die Leber und galletreibend. Bockshornklee sollte immer in wenig *Ghee* ganz leicht angebraten werden und dann erst zu dem Gericht gegeben werden. Der zartbittere Geschmack ist sehr appetitanregend. Eignet sich für alle Gemüse und Suppen, Saucen und Currys. Verhindert Blähungen, z.B. bei Linsen-, Hülsenfrüchten- und Kohlgerichten. Bockshornklee ist in Deutschland nur wenig bekannt als Mittel zur Beseitigung von Blähungen. Er ist in ostasiatischen Läden erhältlich. Die Samen sind gelbbraun und kantig, von bitterem Geschmack. Sie sind etwas größer als Sesamsaat.

Fenchel: (s.oben)

Ingwer: wirkt am besten, wenn er mit Honig genommen wird. Zu allen Kohlgerichten, süßen Suppen und Obstspeisen.

Kardamom: zu allen Süßspeisen, Puddings, süßem Gebäck, Weihnachtsgebäck.

Koriander: am besten zeigt sich die Wirkung zusammen mit Kreuzkümmel und Fenchel. Sehr gutes Brotgewürz. Sehr gut zu allen Linsengerichten.

Safran: sehr teuer! Zu Reisgerichten, Süßspeisen, Lammgerichten, Spargelsalat.

Zimt: wegen der *pitta*stärkenden Wirkung nur wenig nehmen! Zeigt seine Wirkung am besten zusammen mit Kardamom und Lorbeer.

Anis: Zu allen Süßspeisen, sehr gutes Brotgewürz, auch als Tee.

Enzian: nur als Tee vor dem Essen zu trinken. Steht unter Naturschutz!

Pfefferminz: als Tee zu trinken, als Marmelade.

Wermut: nur als Tee zu trinken.

Orangenschalen: als Tee zu trinken, in Honig eingelegt zu allen Süßspeisen, nur unbehandelte Früchte!

Brennessel: als Teekur im Frühjahr besonders wirksam; als Gemüse sehr wohlschmeckend. Hat immunmodulatorische Wirkung. Auch hilfreich bei allen Gelenkschmerzen.

Nahrungsergänzungsmittel: Vitamine, Mineralien, Spurenelemente

Die Ernährungstherapie des Ayurveda bedarf noch der Ergänzung des modernen Wissens über die Ernährung.

Die Nahrung muß immer einen bestimmten Anteil an Vitaminen, Mineralien und Spurenelementen enthalten. Für den Gesunden enthält unsere Nahrung gemeinhin alles, was wir benötigen; im Krankheitsfall aber ist es oft nötig, die Nahrung zu ergänzen, was besonders für den Hepatitiskranken gilt, der ja nicht alles essen darf, was sein Herz begehrt. Es handelt sich hier also nicht um eine spezielle Ernährungstherapie, sondern um eine Ergänzung der Nahrung.

Ein absoluter Mangelzustand in der Ernährung ist äußerst selten; es ist eher eine Unterversorgung, die behoben werden muß. Man muß nicht einmal leberkrank sein, um einen Mangelzustand in der Nahrung zu haben! Typische Fehlernährung und zahlreiche Genußgifte verhindern oft die ausreichende Aufnahme der lebenswichtigen Nährstoffe. Es entsteht eine schleichende Unterversorgung, die wiederum die regelrechte Aufnahme anderer Stoffe behindert. Zahlreiche Untersuchungen belegen, daß verminderte Körperreserven der essentiellen Nährstoffe die Immunabwehr schwächen; zur Überwindung der Hepatitis gehört aber zuallererst ein funktionierendes Immunsystem.

Wieviel braucht der Mensch nun eigentlich an Vitaminen, Spurenelementen und Mineralien? Die moderne Ernährungswissenschaft hat Tabellen erstellt über den täglichen Bedarf, aber hier werden nur Durchschnittswerte angegeben. Außerdem ist das keine Aussage über die Aufnahme dieser essentiellen Nährstoffe in unserem Körper. Wir müssen unterscheiden, nicht nur wie hoch der Gehalt der essentiellen Nährstoffe in einem Lebensmittel ist, sondern auch wieviel unser Magen-Darm-Kanal davon aufnehmen und verwerten kann. Es muß außerdem bedacht werden, ob es ausreicht, den täglichen Bedarf zu decken, oder ob wegen der bestehenden Krankheit nicht ein Vielfaches mehr an essentiellen Nährstoffen gebraucht wird. Ebenso wichtig ist es, nicht zuviel von diesen Nährstoffen zuzuführen. Die Angabe solcher Nährstoffe in Milligramm ist also nicht ganz problemlos.

Nach ayurvedischer Lehre müssen wir hier die „Weisheit unseres Körpers" zu Hilfe nehmen. Unser Körper „weiß", was er braucht. Wir sollten nur die Körpersprache auch verstehen! Grundsätzlich sollen wir dem Körper alle essentiellen Stoffe anbieten und zwar etwas mehr als der Tagesbedarf für den Gesunden beträgt. Natürlich soll diese Zugabe nicht für alle Zeiten und nicht im Überfluß geschehen.

An einem Beispiel soll verdeutlicht werden, was gemeint ist:

In England haben einige schwangere Frauen während der Schwangerschaft vermehrte Gaben von Vitamin C eingenommen, in der Absicht, dem werdenden Kind etwas Gutes zu tun. Kurz nach der Geburt aber litten einige der Neugeborenen an Skorbut, das ist eine Krankheit mit Haut- und Schleimhautblutungen, die durch Vitamin-C-Mangel entsteht. Was war hier geschehen? Die Säuglinge hatten gelernt, den Überschuß an Vitamin C auszuscheiden. Nach der Geburt wurde zwar die Zufuhr gedrosselt, die Ausscheidung aber blieb. So kam es zu einem Vitamin-C-Mangel!

Wir dürfen also die vermehrte Zufuhr der essentiellen Nährstoffe nicht unkontrolliert über lange Zeit ausdehnen. Auch in gesunden Tagen nehmen wir nicht immer gleich hohe Mengen der essentiellen Nährstoffe auf; unser Körper kann die Unterschiede ausgleichen.

Ein sehr wichtiger Punkt wird in der Ernährungslehre noch zu wenig beachtet: Die Aufnahme eines lebenswichtigen Stoffes hängt auch von der Zusammensetzung der Nahrung ab. Das Mineral Eisen ist dafür ein gutes Beispiel. Wir brauchen das Eisen für unseren Stoffwechsel und für die Bildung von roten Blutkörperchen. Unser Körper kann aber das Eisen nur in einer ganz bestimmten chemischen Form aufnehmen. So können wir das Eisen aus Fleisch oder Wurst nur zu etwa 23 Prozent verwerten; das Eisen aus pflanzlichen Nahrungsmitteln sogar nur zu drei bis acht Prozent! Wenn aber gleichzeitig Vitamin C aufgenommen wird, oder andere organische Säuren, dann wird die Aufnahme des Eisens gesteigert. Umgekehrt verringert sich die Eisenaufnahme, wenn gleichzeitig ein Glas Milch getrunken wird oder Käse dazu gegessen wird. Natürlich brauchen wir beides: das Eisen aus dem Fleisch und das Calcium aus dem Käse; aber wir sollten nicht beides zusammen essen! Milch und Käse zum Frühstück und Salat und Steak zum Mittagessen. Ähnlich wie das Eisen verhalten sich noch andere Mineralien und Spurenelemente.

Es ist wichtig zu wissen, daß eben nicht nur der in einer Tabelle aufgeführte Gehalt eines essentiellen Nahrungsmittels maßgebend ist, sondern daß die Aufnahme dieses Nahrungsmittels auch von anderen Faktoren beeinflußt wird. Weil nun der Hepatitiskranke fast immer eine gestörte Verdauung hat und er überdies nicht alle Nahrungsmittel gut verwerten kann, ist es ratsam, Multivitamine, Spurenelemente und Mineralien in Form von Tabletten oder Pulver zusätzlich einzunehmen. Er braucht diese Zusätze nicht regelmäßig einzunehmen; aber eine Mangelernährung sollte unbedingt vermieden werden.

Einige wichtige Spurenelemente und Vitamine sollen noch genauer besprochen werden:

Spurenelemente

Eisen: Hepatitiskranke leiden nur sehr selten an Eisenmangel! Deswegen ist eine gesonderte Zufuhr nicht nötig. Im Gegenteil haben viele Hepatitiskranke einen erhöhten Eisenspiegel im Blut. Einige Therapieberichte deuten darauf hin, daß sich ein erhöhter Eisenspiegel nachteilig bei der Interferontherapie auswirkt. Für den Hepatitiskranken muß Eisen also nicht ergänzt werden.

Zink: Dieses Spurenelement ist als Bestandteil oder Aktivator vieler Enzyme von großer Wichtigkeit für den Leberkranken. Sowohl im Eiweißstoffwechsel als auch im Zuckerstoffwechsel spielt Zink eine große Rolle. Außerdem ist Zink ein Stabilisator der Zellmembran und ein wichtiges Glied in der Immunabwehr. Die wünschenswerte Zufuhr beträgt etwa 15 Milligramm pro Tag. Diese Menge wird normalerweise durch die Nahrung gedeckt. Es ist aber doch zweckmäßig, hier manchmal noch etwas nachzubessern, besonders wenn der Hepatitiskranke infektanfällig wird. Auch ein gestörter Zuckerstoffwechsel deutet auf einen Zinkmangel hin. Die Zinktabletten soll man aber nicht mit dem Essen, sondern zwei Stunden vorher oder nachher einnehmen.

Kupfer: Kupfer ist genauso wie Zink sehr wichtig für die Blutbildung. Kupfermangelzustände sind sehr selten. Im Zweifel sollte der Blutspiegel für Kupfer bestimmt werden. Ein Zuviel an Kupfer ist schädlich.

Selen: Selen ist ein echtes Spurenelement. In großen Mengen wirkt es giftig; in winzig kleinen Mengen aber ist es lebenswichtig. Die Verteilung des Selens auf der Erde ist sehr unterschiedlich. Deutschland gehört leider zu den selenärmsten Ländern Europas.

Die wichtigste Aufgabe des Selens ist das Abfangen der sogenannten freien Radikale; damit ist Selen ein sehr wichtiger Baustein der Immunität. Je mehr die Umweltverschmutzung ansteigt, um so wichtiger wird das Spurenelement Selen. Selenhaltige Nahrungsmittel sind Fleisch und Wurst. Leider muß der Hepatitiskranke fast immer darauf verzichten, weil Fleisch und Wurst sehr stark mit Hormonen, Antibiotika, Konservierungsstoffen etc. verseucht sind. Selen muß deswegen zusätzlich gegeben werden. Die notwendige Menge wird mit einem Mikrogramm pro Kilogramm Körpergewicht angegeben. Eine Analyse der Durchschnittsbevölkerung in Deutschland ergab einen Gesamtwert von nur elf bis 15 Mikrogramm für einen 70 Kilogramm wiegenden Erwachsenen! Selen muß also unbedingt ergänzt werden.

Selen wirkt auch noch bei vielen anderen Prozessen im Körper mit, auf die wir hier aber nicht eingehen können.

Vitamine

Eine einhellige Meinung über die notwendigen Vitaminmengen, die täglich gebraucht werden, besteht nicht. Der Nobelpreisträger Prof. Linus Paulig schluckte täglich bis zu zehn Gramm Vitamin C! Ayurveda ist gegen jede Art von Exzessen! Und große Mengen von Mineralien, Vitaminen oder Spurenelementen zu sich zu nehmen, gehört zu den Exzessen. Ein Mangel aber muß behoben werden. Die Verdauungskraft der Hepatitiskranken ist fast immer in Mitleidenschaft gezogen. Der Kranke verträgt Rohkost oder rohes Obst nicht immer gut, deswegen muß die benötigte Vitaminmenge ergänzt werden.

Ob synthetisch oder chemisch hergestellte Vitamine gleichwertig sind wie natürlich vorkommende, ist eine strittige Frage. Fest steht, daß eine Überdosierung von natürlichen Vitaminen und dadurch bedingte Nebenwirkungen nie beobachtet wurden. Daher sollte der Hepatitiskranke möglichst nur natürliche Vitamine zu sich nehmen. Einige Vitamine sind für den Hepatitiskranken besonders wichtig:

Vitamin A: Dieses Vitamin kommt in verschiedenen Nahrungsmitteln wie Eiern, Milch, Gemüse und Obst vor. Vitamin A ist wichtig für die Stabilität der Zellwand. Vitamin A und seine Vorform, das Betakarotin, gelten als Schutzvitamine vor Krebs. Vitamin A und Betakarotin kommen in allen gelben Gemüsen vor. Für einen gesunden Menschen genügt die Aufnahme der Menge von Vitamin A, die in einer Möhre steckt als täglicher Bedarf. Vitamin A gehört zu den Antioxidantien, d.h. es sammelt die krebserregenden Stoffe (Freie Radikale) auf und macht sie unschädlich.

Vitamin C: Vitamin C kommt in fast allen Obst- und Gemüsearten vor. Ayurveda empfiehlt möglichst nur süßes Obst, da fast alle Citrusfrüchte schlecht von Hepatitiskranken vertragen werden. Himbeeren oder Stachelbeeren sind durchaus eine Alternative, aber auch hier soll der Patient zunächst eine kleine Menge probieren und die Wirkung beobachten. In der ayurvedischen

Therapie der Hepatitis wird die Frucht *Emblica Officinalis* sehr oft verwendet. Obwohl sie leicht säuerlich ist, ist sie eines der wichtigsten Mittel gegen die Hepatitis. Die Frucht ist etwas größer als eine Stachelbeere. Sie enthält große Mengen an Vitamin C (ca. 500 Milligramm pro Frucht). *Emblica Officinalis* ist also Therapeutikum und Vitaminspender zugleich.

Vitamine der B-Gruppe: Die einzelnen Vitamine der B-Gruppe sind für den Hepatitiskranken sehr wichtig. Wenn sie über die Ernährung nicht in ausreichendem Maße eingenommen werden können, müssen sie zusätzlich gegeben werden. Besonders **Vitamin B$_{12}$** und die **Folsäure** sind fast immer nur mangelhaft in der Nahrung vorhanden. Sie müssen unbedingt ergänzt werden. Die Folsäure ist für den Leberkranken so wichtig, weil dieses Vitamin bei der Herstellung verschiedener Eiweißkörper wie der Nukleinsäuresynthese, gebraucht wird. Bei Folsäuremangel kommt es zu Leukozytopenie (zu wenig weiße Blutkörperchen), zu Anämie (zu wenig rote Blutkörperchen), zu Thrombozytopenie (zu wenig Blutplättchen). Alle diese Blutanteile sind für die Blutgerinnung sehr wichtig. Vitamin B$_{12}$ ist für die Blutbildung unerläßlich. Es enthält das Spurenelement Kobalt. Beide müssen bei der chronischen Hepatitis ergänzt werden.

Vitamin E: Die Feststellung der Wichtigkeit des Vitamins E ist ein Resultat der modernen Forschung. Vitamin E ist eines der besten Radikalenfänger, jener so agressiven Moleküle. Um die Leberzelle zu schützen vor diesen Agressoren, ist Vitamin E unbedingt notwendig. Für den Gesunden liegt der tägliche Bedarf bei etwa 15–30 Milligramm. Der Leberkranke sollte aber etwa 300–600 Milligramm zu sich nehmen. Vitamin E ist in allen gekeimten Getreidesorten vorhanden. Es empfiehlt sich, möglichst das natürliche Vitamin E zu sich zu nehmen. Das synthetische Vitamin E ist zwar billiger, aber biologisch nicht so wertvoll.

Der Hepatitiskranke braucht nicht jeden Tag eine „Extraportion" Vitamine. Die Zufuhrmenge kann durchaus variieren. Auch der Gesunde nimmt nicht täglich alle Vitamine auf.

Die Phytotherapie

Die ayurvedische Ernährungstherapie kann als eine Ergänzung der modernen Ernährungstherapie gelten. Eine grundsätzliche Differenz zwischen beiden besteht nicht. Auch die ayurvedische Ordnungstherapie steht nicht im Widerspruch zu allgemein anerkannten Gesundheitsregeln, es fehlen hier nur die speziellen Regeln für den Hepatitiskranken, die Ayurveda durchaus kennt. Bei der Pflanzenheilkunde werden aber die Differenzen zwischen Ayurveda und der modernen Pharmakotherapie deutlich.

Bei der Phytotherapie werden die Differenzen zwischen Ayurveda und Schulmedizin deutlich

In der modernen Arzneimitteltherapie benutzt man nicht die gesamte Pflanze, sondern man versucht, ein Wirkprinzip oder ein wirksames Molekül herauszufinden, das an bestimmten Stellen des Stoffwechselprozesses eingreift und diesen dann ändert. Deswegen wird die Pflanze zunächst zerlegt und analysiert. Dann werden alle chemischen Verbindungen der Pflanzenteile einzeln auf ihre Wirksamkeit geprüft. Für die moderne Therapie bedeutet dies, daß nicht die ganze Pflanze, sondern nur einzelne Wirkstoffe verwendet werden.

In der ayurvedischen Medizin und in den Naturheilverfahren wird die ganze Pflanze therapeutisch genutzt. Die Therapieerfahrung von Ayurveda beruht auf der Wirkung der ganzen Pflanze, oder sogar auf einer Kombination mehrerer Pflanzen. Natürlich ist es sehr schwer, eine solche Vielzahl von Verbindungen nach modernen pharmakologischen Methoden zu untersuchen. Deshalb werden die Wirkungen der gesamten Pflanze oder sogar der Kombination von mehreren Pflanzen nicht anerkannt. Außerdem fehlt die exakte Standarisierung einer Pflanze oder eines Pflanzengemisches. Für einen wirklich Forschenden sollte aber die Theorie, die hinter der praktischen Erfahrung steht, Anlaß genug sein, diese Theorie zu untersuchen.

Für die moderne Medizin ist die Abtötung des Virus die einzige Therapie bei der Hepatitis. Ayurveda denkt hier anders.

Dieser „Ist-Zustand" des Körpers, der für Ayurveda so wichtig ist, wird in der modernen Medizin allzuoft übersehen. In der Schulmedizin wird der Zustand des Körpers nach den Laborparametern, Röntgen- und Ultraschallaufnahmen beurteilt. Das sind natürlich brauchbare Parameter auch für Ayurveda; allerdings gilt für Ayurveda das subjektive Empfinden des Patienten und seine Individualität gleich viel. In der Schulmedizin kommt die Individualität oft viel zu kurz! Es ist deswegen auch unmöglich, die Phytotherapien des Ayurveda einem so monokausal denkenden Mediziner in seine Sprache zu übersetzen.

> Für den Ayurvedaarzt ist der Gesamtzustand des Körpers genauso wichtig wie die Tatsache der Infektion mit dem Virus.

In der Schulmedizin kommt die Individualität oft zu kurz

Wenn es möglich wäre, die virustötende Wirkung eines pflanzlichen Mittels nachzuweisen, bestünde überhaupt keine Schwierigkeit. Es gibt aber keine Arbeit, die eine solche Wirkung nachweisen könnte; die therapeutische Logik des Ayurvedaarztes ist ja eine ganz andere! Ayurveda verordnet die pflanzlichen Mittel nicht in der Absicht, den Virus zu töten, sondern um die Störungen zwischen den Bioenergien zu beseitigen, und dadurch die Widerstandskraft des Organismus zu stärken. Wäre es möglich, die immunstärkende Wirkung der ayurvedischen Pharmaka zu belegen und in schulmedizinische Begriffe zu übersetzen, so ergäben sich keine Differenzen.

Es existieren zwar einige Arbeiten über die *Rasayan*pflanzen, die auch nach modernen immunologischen Gesichtspunkten geschrieben sind; aber diese Arbeiten sind sehr selten und teilweise auch lückenhaft. Ein modern ausgebildeter Arzt tut sich deshalb schwer, die dahinterstehende therapeutische Logik des Ayurveda zu verstehen, zumal hier das therapeutische Vorgehen und die Pathogenese nach moderner Ansicht weit auseinanderklaffen. Wenn es möglich ist, sollen in diesem Abschnitt über die Phytopharmaka Parallelen zur modernen Medizin gezogen werden; aber in weiten Teilen muß dieser Versuch unbefriedigend bleiben. Moderne pharamakologische und biochemische Forschungen, die vergleichendes Systemdenken zeigen und nicht nur monokausal einen Parameter messen, ausgefeilte statistische

Verfahren sowie gut praktizierte Psychosomatik und patienten-orientierte innere Medizin können ayurvedisches Denken auch aus heutiger Sichtweise belegen und für den Schulmediziner verständlich machen. Bis dies aber ausreichend zum Tragen gekommen ist, wird es noch ein weiter Weg sein.

Letztlich kommt es aber nicht darauf an, eine akzeptable Erklärung für die Schulmedizin zu liefern, wichtig ist nur die Heilung des Patienten.

Ayurveda ist eine Erfahrungs-heilkunde

Das Beispiel der Pflanze Digitalis zeigt uns, wie die moderne Wissenschaft ihr Ansicht über die Wirkungsweisen von Arzneien geändert hat. Seit alter Zeit wird die Pflanze Digitalis als Herzmittel angewendet. Die Erklärungen über die Wirkungsweise ändern sich aber ständig. Wir wissen eigentlich nur, daß die Wirkung sich am Herzmuskel entfaltet, aber das „Wie" ist uns unbekannt. Die Erfahrung aber zeigt, daß dieses Mittel Digitalis hervorragend bei Herzmuskelschwäche hilft, auch wenn wir nicht wissen wie!

Ayurveda ist eine Erfahrungsheilkunde! Das bedeutet, daß wir uns in der Phytotherapie die Erfahrungen der alten Ärzte zunutze machen, auch wenn wir nicht im einzelnen die Wirkungsweise kennen. Manchmal gibt es nur Arbeitshypothesen über die Wirkungsweise der Phytopharmaka; wenn sie aber unbestreitbar eine Besserung der Hepatits bringen, wäre das ein Grund, weitere Untersuchungen über die Wirkung anzustellen.

Die Stoßrichtung der ayurvedischen Hepatitistherapie ist die Verbesserung des Stoffwechsels. Dazu gehört natürlich der gesamte Verdauungsprozeß. Deswegen verordnet der Ayurveda-arzt bei der Hepatitis zuerst verdauungsfördernde Pflanzen. Über die verdauungsfördernden Gewürze haben wir schon einiges gehört. Die Verdauung im Magen und Darm wird zunächst behandelt und korrigiert. Die Eigenschaften der drei Bioenergien im Magen-Darm-Kanal müssen wieder harmonisiert und ausgeglichen werden.

Welches Mittel hier nun gegeben wird, hängt von den Symptomen ab, die uns ja das Überwiegen der einen oder anderen Bioenergie angeben. Wenn der Patient zum Beispiel über starke

Übersäuerung des Magens klagt, wird mit unterschiedlichen Muschelkalkpräparaten ein Ausgleich geschaffen. Es soll keinesfalls die Säure blockiert werden, sondern nur das Zuviel wieder zur Norm gebracht werden.

In den ayurvedischen Büchern findet man oft den Ausdruck „*pitta*stärkend" oder „*pitta*besänftigend". Für einen Ayurvedaarzt ist die Bedeutung klar; aber für einen modernen Leser ist hier eine Erklärung nötig. Wir haben am Anfang die verschiedenen Eigenschaften des *Pitta* kennengelernt: *Pitta* ist leicht fettig, scharf, heiß, leicht, geruchsbetont, flüssig und treibend (auch auf Stuhlgang oder Urin). Wenn nun *Pitta* vermehrt wird, sind nicht alle Eigenschaften gleichzeitig vermehrt, sondern nur die eine oder die andere Eigenschaft. Bei der Übersäuerung sind zum Beispiel nur die Eigenschaften flüssig und sauer vermehrt worden; die Eigenschaft heiß ist gleichgeblieben. Deswegen ist die Verdauung gestört. Mit Muschelkalkpräparaten werden die Eigenschaften flüssig und sauer wieder harmonisiert. Diese Kalkpräparate sind nicht einfach nur Calciumcarbonat, sondern besonders hergestellte Präparate aus Korallen und Muscheln. Genauso verhält es sich mit den anderen Bioenergien; wäre es nicht so, dann bräuchte man nicht eine große Anzahl von Medikamenten, sondern man könnte mit sechs Arzneien auskommen, je zwei für jede Bioenergie. Für die im folgenden verwendeten Pflanzennamen sind – soweit vorhanden – im Glossar Übersetzungen angegeben.

Man kann die Übersäuerung auch mit *Emblica Officinalis* angehen. Manche Patienten erfahren die beste Wirkung mit der Pflanze *Holarrhena antidysenterica*. Wie schon der Name dieser Pflanze sagt, liegt die Hauptindikation bei der Dysenterie, der Darmstörung. In Indien ist der Befall des Darmes mit Amöben eine häufige Krankheit, und die *Holarrhena* ist ein sehr gutes Mittel gegen den chronischen Durchfall Diese Pflanze hat nicht nur diese eine Indikation sondern alle Darmstörungen – ob Colitis ulcerosa oder Dysbakterie (siehe Glossar) – können wirksam mit der *Holarrhena* behandelt werden. Wenn durch vorangegangene Antibiotikaanwendung oder durch falsche und schlechte Ernährung die Bakterienflora im Darm gestört ist, dann gibt der Ayurvedaarzt noch dazu *Embelia Ribes Burn.*, denn die Hauptindikation dieser Pflanze liegt beim Parasitenbefall. Ayurveda versteht darunter nicht nur einen Wurmbefall, sondern jegliche Dysbakterie des Darmes. Eine Mischung von *Holarrhena Antidysenterica* und *Embelia Ribes* wirkt sehr gut auf einen gestörten Darm. Natürlich wird hier die Phytotherapie durch die Ernährungstherapie unterstützt. Für die Darmstörungen hat der Ayurvedaarzt zahlreiche weitere Pflanzenkombinationen. Man sollte die Therapie in der Hand des Ayurvedaarztes lassen.

Nach der Behandlung der vorgeschalteten Verdauungsorgane – Magen und Darm – wird nun die Leber behandelt. Die oben angegebenen Pflanzen sind nur eine kleine Auswahl aus der Vielfalt der Pflanzen, die für die Therapie genutzt werden.

Das therapeutische Konzept der Schulmedizin besteht in der Eliminierung des Virus. Heilpflanzen, die den Virus abtöten können, sind im Ayurveda als solche nicht angegeben. Das ayurvedische Konzept der Therapie heißt, die Abwehrlage des Körpers so zu verbessern, daß er mit dem Virus selbst fertig wird. Möglicherweise gibt es unter den zahlreichen Pflanzen auch solche, die tatsächlich den Virus abtöten könnten. Leider ist in dieser Richtung noch nicht geforscht worden; deswegen ist in absehbarer Zeit nicht mit einer Neuentdeckung zu rechnen.

In der traditionellen ayurvedischen Medizin werden fast immer Pflanzenmischungen angewendet. In der Arzneilehre sind ca. 700 bis 800 verschiedene Pflanzen angegeben. Die daraus gefertigten Mischungen überschreiten die Zahl von mehreren Tausend.

In den ayurvedischen Büchern werden die Wirkungen dieser Heilpflanzen auf die Bioenergien und auf die Gewebe dargestellt; in der modernen Pharmakologie wird die Wirkung der Heilpflanzen auf die Zellmembran, die Enzyme, die Biosynthese, über die Bioverfügbarkeit etc. geschildert. Das sind zwei

Das aryuvedische Konzept der Therapie heißt, die Abwehrlage des Körpers so zu verbessern, daß er mit dem Virus selbst fertig wird

unterschiedliche Sprachen! Es wird nicht immer möglich sein, hier einen Gleichklang zu erzielen.

> **Die ayurvedische Therapie hat drei Ziele:**
> ▶ Den Stoffwechsel der Leber wieder in Ordnung zu bringen;
> ▶ Die Abwehrkraft des Körpers zu stärken;
> ▶ Die schädigenden Stoffe aus dem Körper zu entfernen.

Um diese Ziele zu erreichen, muß natürlich auch der Gallefluß gesteigert werden. Hierzu verwendet Ayurveda zwei Pflanzen: Die *Aloe Vera* hilft den Gallefluß zu steigern, indem sie die Gallenbestandteile besser verflüssigt. Die *Picrorhiza Curroa* dagegen stimuliert die Leber, die Galleproduktion zu steigern. Diese Pflanze wird fast immer in Verbindung mit anderen Kräutern eingesetzt, wenn eine Abflußstörung der Galle nachweisbar ist. Beide oben genannten Pflanzen können – je nach Krankheitszustand – noch mit anderen Pflanzen kombiniert werden. Hier entscheidet jeweils der Arzt über die optimale Therapie.

Eine sehr wichtige Pflanze ist die *Phyllantus Amaurus (Niruri)*. Seit Jahrhunderten wird sie in Indien gegen Gelbsucht und Hepatitis verabreicht. Aber erst in den letzten Jahren wurde sie wissenschaftlich untersucht und ihre Wirkung gegen die Virushepatitis nachgewiesen. Die Forschungsarbeiten sind noch nicht ganz abgeschlossen, aber die Ergebnisse sind sehr ermutigend.

Die Schwierigkeit mit den pflanzlichen Arzneien liegt darin, daß ihre Wirksamkeit nachläßt, sobald sie ihren Frischezustand verlieren. Man sollte also immer frische Kräuter – nicht älter als ein bis zwei Jahre – verwenden.

Um aus diesem Dilemma herauszukommen, entwickelte im ersten Jahrhundert nach Christus ein genialer Ayurvedaarzt, Nagarjun, eine probate Methode: Er verband Schwefel und Quecksilber zu einer ungiftigen Substanz, nachdem er zuvor das Quecksilber in einem hochkomplizierten Prozeß „gereinigt" hatte. Diese ungiftige Substanz wurde nun mit den Frischpflanzensäften gemischt. In einem mehrstufigen Prozeß wurden die einzelnen Pflanzen unter Erhitzung mit verschiedenen Wärmegraden zu einer endgültigen Arznei bereitet. Der erste Vorteil dieser Methode liegt in der Haltbarmachung. Diese Präparate blieben über Jahre hinaus wirksam. Der zweite Vorteil lag darin, daß nun die Dosis erheblich verkleinert werden konnte. Einige Milligramm dieser neuen Arznei hatten die Wirksamkeit der ganzen Pflanze in Gramm.

Durch diese Methode waren einige alte Postulate des Ayurveda modifiziert worden. In den alten Büchern war die Gabe von Medikamenten bei akuten Fieberzuständen verboten, weil die notwendigen großen Mengen der pflanzlichen Zubereitungen magenbelastend waren. Die neuen Zubereitungen konnten auch in kleinsten Mengen wirksam verabreicht werden. Diese geniale Methode muß aber noch auf ihre Unbedenklichkeit genau untersucht werden. Nur der Vollständigkeit halber wurde hier darüber berichtet.

Ayurvedische Ärzte in Indien dürfen diese neuen Mittel auch bei gestörter Magenfunktion verabreichen. Seit fast 2.000 Jahren werden diese Arzneimittel mit großem Erfolg in Indien angewendet. In Europa ist diese Art von Arzneien kaum bekannt. Das hat verschiedene Gründe: Die Zubereitung der Arznei ist recht kompliziert; der geringste Fehler bei der Zubereitung kann gravierende Folgen haben. Die Metalle Eisen, Kupfer, Zink, Silber und Gold mußten ja so verändert werden, daß sie nicht mehr giftig waren; deswegen mußten die Anweisungen genau eingehalten werden.

Renommierte Pharmafirmen und verantwortungbewußte Ärzte befolgen diese alten Anweisungen auch heute genauestens; aber wie überall gibt es auch hier „schwarze Schafe", die vielleicht hochgiftige Arzneien auf den Markt bringen, weil sie die Vorschriften umgehen. Leider bestehen in Indien keine Prüfverfahren, um die giftigen Arzneien zu eliminieren. Deswegen tauchen in der Presse immer wieder Berichte über Vergiftungen nach Einnahme von nicht ordnungsgemäß hergestellten Medikamenten auf.

Ein Mittel, das vielfach angewendet wird, heißt *Arogyavardhini*. Es ist eine Mischung aus Metallsalzen in Spuren und Kräutern. Richtig zubereitet ist es ein hilfreiches, hochwirksames Mittel bei der Hepatitis.[26] Leider gibt es keinen Test, der die genaue Herstellung prüfen könnte.

Die meisten Ayurvedaärzte in Indien stellen die Arzneien selbst her. Dadurch sind sie sich der Qualität sicher. Es gibt aber Pharmafirmen, die aus Geldgier nicht ordnungsgemäß hergestellte Mittel über Holland und Italien nach Europa einführen. Sie sind zwar eine Ausnahme, aber sie erweisen dadurch den Kranken und der altehrwürdigen Ayurvedawissenschaft einen schlechten Dienst.

Aber zurück zu Phytotherapie, die wir hier anwenden wollen.

Als Beispiel soll hier ein Rezept für einen *Dekokt* bei Hepatitis angegeben werden. Diese Arznei wird zum erstenmal in der *Caraka Samhita* erwähnt, einem der ältesten Bücher des Ayurveda. Dieser *Dekokt* ist ein Mittel gegen die Gelbsucht.

Es ist eine Mischung aus zehn Pflanzen:[28]

Kamalahar quath – Ein *Dekokt* gegen Gelbsucht
In der ursprünglichen Formel sind sechs Kräuter angegeben:
- Haridra   → *Curcuma Longa*   4 g
- Kutaki   → *Picrorhiza Curroa*   4 g
- Haritaki   → *Terminalia Chebula* 4 g
- Bibhitak   → *Terminalia Belerica* 4 g
- Amalaki   → *Emblica Officinalis* 4 g
- Daruharidra → *Berberis Aristata*   4 g
                    → *Eisenoxyd*   4 g

Nach Carakas Anweisung sollte der Patient diese Ingredientien zu einem feinen Pulver verreiben, mit Honig und geklärter Butter vermischen, und von der oben angegebenen Menge zweimal am Tag vor dem Essen die Hälfte einnehmen. Das Vermischen mit Honig und Butter wurde deswegen angegeben, weil Eisen ja unlöslich ist.

In späteren Zeiten wird dieser *Dekokt* modifiziert. Das *Eisenoxyd* wird herausgenommen und statt dessen noch zwei weitere, leberwirksame Kräuter hinzugefügt.

- Chirayata   → *Swertia Chirata Ham.* 4 g
- Gulwel   → *Tinospora Cordifolia* 4 g

Diese neue Zusammensetzung wird jetzt als ein Dekokt zubereitet:

Alle Zutaten werden in 500 Milliliter kochendes Wasser gegeben und diese Menge wird auf ein Viertel eingekocht (125 Milliliter). Die Flüssigkeit wird gesiebt, mit Honig gesüßt, und von der Menge zweimal am Tag die Hälfte vor dem Essen getrunken. Die Wirkung ist entsprechend geringer, wenn die Mischung in nur 125 Milliliter aufgesetzt wird, und nach Aufkochen und nur fünf Minuten ziehen lassen wie ein Tee zweimal vor dem Essen getrunken wird. Es wird empfohlen, sehr salzarm zu essen und süße Apfelsinen und Papaya als Obst dazu zu nehmen.

Die bisher vorgestellten Pflanzen sind nur ein Teil der ayurvedischen Therapie; es gibt aber auch in Europa hochwirksame Pflanzen gegen die Hepatitis. Eine der bestuntersuchten ist die *Mariendistel, Silybum Marianum.* Die *Mariendistel* ist seit altersher als Lebertherapeutikum bekannt. Es liegen zahlreiche Arbeiten darüber vor. Sie enthält eine ganze Anzahl wirksamer Stoffe. Eine der Hauptwirkungen ist der Leberschutz.

Wir haben schon gelernt, daß die Leberzelle wie eine chemische Fabrik arbeitet. Durch die Zellwand oder Zellmembran dringen die aufgenommenen Stoffe in die Zelle ein, werden dort verarbeitet und wieder auf dem gleichen Weg herausgegeben. Es kommen aber nicht nur für uns nützliche Stoffe in die Zelle, sondern auch alle aufgenommenen Schadstoffe. Diese müssen natürlich entgiftet und unschädlich gemacht werden. Während dieses Arbeitsprozesses entstehen zahlreiche höchst aggressive Moleküle, die man Radikale nennt. Die Zellmembran wird also pausenlos attackiert. Die *Mariendistel* nun schützt und stärkt die Zellmembran. Wenn die Zellmembran zerstört ist, sickert der Zellinhalt in die Umgebung und in das Blut. Dazu gehören auch die Enzyme und die Transaminasen, die dann bei der Blutuntersuchung erhöht gefunden werden. Ist die Zellmembran intakt, sinkt der Spiegel der Transaminasen bei der Blutuntersuchung zur Norm hin. Die *Mariendistel* verbessert aber auch den Stoffwechsel der Leberzelle. Eine direkte virustötende Eigenschaft konnte bei der *Mariendistel* leider nicht gefunden werden; aber mit dieser Pflanze kann man die Leber gegen die vielen Schadstoffe schützen.

Eine Krankheit hat nur selten eine einzige Ursache. Der Virus ist sicher eine sehr wichtige Ursache für die Virushepatitis; aber nach Auffassung der ayurvedischen Medizin ist der Zustand und die Widerstandskraft der Leber von gleich großer Bedeutung. Es ist also nicht falsch, wenn wir mehrere Therapien anwenden. Wenn ein neues Medikament auf seine Wirksamkeit bei einer Krankheit geprüft werden soll, ist es sicher richtig, nur dieses eine Medikament dem Kranken zu geben; im Falle der Hepatitis sollten wir aber versuchen, mit allen Mitteln dem Kranken zu helfen; und die *Mariendistel* ist sicher ein geeignetes Mittel für den Leberschutz.

Die Stoßrichtung der ayurvedischen Therapie zielt also einmal auf die Verbesserung der Verdauung, und zum zweiten auf die Unterstützung des Leberstoffwechsels.

Es gibt in der ayurvedischen Medizin sehr viele Heilpflanzen, die in dieser Richtung wirksam sind. Leider sind die Wirkungsmechanismen der Planzen gemäß der ayurvedischen Lehre angegeben; sie sind daher nur sehr schwer in eine moderne westliche Terminologie zu übersetzen. Sehr viele indische Wissenschaftler sind bemüht, diese Pflanzen nach modernen Gesichtspunkten zu untersuchen und die Wirkungsmechanismen zu finden. In Indien sind aber die Laboreinrichtungen nicht optimal, ja, sie sind eigentlich mangelhaft. Die Untersuchungsmöglichkeiten sind daher sehr begrenzt. Es wird noch geraume Zeit vergehen, bis Resultate vorliegen, die auch von der modernen Medizin anerkannt werden.

Als ein Beispiel von vielen soll hier das Präparat „LIV 52" von der indischen pharmazeutischen Firma „Himalayadrug Company" besprochen werden.[28] Dieses Mittel wird seit sehr langer Zeit als Mittel gegen die Hepatitis in Indien benutzt. Es ist ebenfalls in der Schweiz und in der ehemaligen UdSSR als Arzneimittel zugelassen und hat 18 verschiedene Bestandteile, meistens Pflanzen. Es gibt zahlreiche wissenschaftliche Arbeiten, die die Wirksamkeit des Mittels belegen. In Deutschland ist das Mittel nicht zugelassen, und es ist fraglich, ob es je zugelassen wird. Nach deutschem Recht sind Kombinationspräparate, d.h. Zubereitungen, die mehrere Bestandteile enthalten, nicht zugelassen. Nur Pflanzenmischungen, die höchstens sechs Einzelpflanzen enthalten, sind erlaubt. Außerdem muß für jede Pflanze eine Monographie erstellt werden, die die Wirksamkeit belegt. Über die Bestandteile des Hepatitismittels „LIV 52" existieren kaum Monographien, also wissenschaftliche Belege über die Inhaltsstoffe und deren Wirksamkeit; mit einer Zulassung ist deswegen nicht zu rechnen. Es sind große Schwierigkeiten zu überwinden, um für die ayurvedischen Heilmittel eine Zulassung zu bekommen.

Rasayantherapie und Rasayanpflanzen

Die dritte Stoßrichtung der ayurvedischen Hepatitistherapie zielt auf die Stärkung der körpereigenen Abwehrkraft, die der mächtigste Helfer im Kampf gegen die Hepatitis ist. Im ayurvedischen Arzneischatz gibt es eine Anzahl Pflanzen, die nicht gegen eine bestimmte Krankheit benutzt werden, sondern die direkt eine Stärkung der Abwehrkraft erzielen. Ayurveda hat dafür den Begriff „*Rasayan*pflanzen" geprägt. Eine Parallele zu diesem Therapiekonzept kennt die moderne Medizin nicht.

Sehen wir zunächst die Theorie dieser *Rasayan*therapie an. Der Körper besteht nach Ayurveda aus verschiedenen Geweben und Organen. Gewebe und Organe werden beständig durch die aufgenommene Nahrung erneuert und ergänzt. Aus der aufgenommenen Nahrung entsteht im Magen-Darm-Kanal der Nährsaft oder *Rasa*. Dieser *Rasa* wandert durch den ganzen Körper, um die Gewebe und Organe zu ernähren. In allen Geweben und Organen existieren die drei Bioenergien *Vata*, *Pitta* und *Kapha*. Sie regulieren den gesamten Stoffwechsel.

In der Kindheit und Jugend läuft dieser Prozeß reibungslos. Der Nährsaft ernährt nicht nur die Gewebe und Organe, er läßt den Körper auch wachsen! Im Alter aber läßt die Kraft dieser Erneuerung nach. Je älter der Mensch wird, desto langsamer wird der Erneuerungsprozeß. Der Körper wächst nicht mehr, er wird nur noch ergänzt. Im Greisenalter kehrt sich der Prozeß sogar um: Der Körper verliert an Substanz. Das ist ein völlig natürlicher Prozeß, den man nicht ganz aufhalten kann. Im Krankheitsfall – auch in der Jugend – werden die Stoffwechselprozesse noch langsamer, gleichzeitig sammeln sich Schlacken in den verschiedenen Geweben und Organen an. Die Widerstandsfähigkeit des Körpers läßt nach. Es muß jetzt schleunigst der gesamte Stoffwechsel angekurbelt werden. Dies ist der Zweck der *Rasayan*therapie: Die Schlacken zu entfernen und die Widerstandsfähigkeit des Körpers zu stärken. Caraka, der Altmeister der ayurvedischen Medizin, definiert die *Rasayan*therapie als die Methode, wodurch die geschädigten Körpergewebe wieder funktionstüchtig werden.[29] Damit ergibt sich die Indikation für die *Rasayan*therapie: Die Alters- oder geriatrischen Krankheiten und die chronischen Krankheiten, die den ganzen Körper in Mitleidenschaft ziehen und die Widerstandskraft mindern. Dazu gehört natürlich die Hepatitis.

Die *Rasayan*therapie geht hier zweigleisig vor: Ziel ist es erstens, die Schlacken aus dem Gewebe zu entfernen; ein Ziel, das durch eine *Panchakarma*kur (siehe nächstes Kapitel) erreicht wird; und zweitens, die Körpergewebe zu stärken. Dieses

Ziel, die Körpergewebe zu stärken und dadurch die Abwehrkraft zu steigern, wollen wir genauer betrachten.

Es gibt eine Anzahl von Heilpflanzen, die für die *Rasayan*therapie benutzt werden. Ihre Wirksamkeit wird gemäß der ayurvedischen Pathophysiologie (s. Glossar) erklärt. Die Pflanzen sind untereinander nicht einfach austauschbar. Der Ayurveda-Arzt wird die Pflanzen nach den ayurvedischen Prinzipien verwenden.

Aus der Vielzahl der Pflanzen wollen wir nur zwei genauer betrachten:

Tinospora Cordifolia

Diese Planze ist ein rankendes Gewächs. Sie wird als Gesamtextrakt oder auch in speziellen Zubereitungen verabreicht. Der Wirkungsbereich dieser Pflanze liegt nach Ayurveda hauptsächlich in den beiden ersten Geweben des menschlichen Körpers, Lymphe und Blut. Diese beiden Gewebe sind bei der Hepatitis hauptsächlich betroffen, deswegen wird der Hepatitiskranke fast immer mit der *Tinospora* behandelt. Sie bessert den Stoffwechsel von Blut und Lymphe und steigert damit die Widerstandskraft.

Die moderne Pharmakologie hat diese Pflanze ebenfalls untersucht und dabei recht interessante Ergebnisse gefunden.[25] Wenn Galleflüssigkeit nicht aus der Leber abfließen kann, sei es durch Steine oder durch einen Tumor bedingt, kommt es sehr rasch zu einer Gelbsucht. Die einzige Rettung ist in diesem Fall eine Operation, die den Gallefluss wieder herstellt. Nach einer solchen Operation kommt es aber fast immer zu einer Entzündung im Operationsbereich durch die Darmbakterien. Die Widerstandsfähigkeit der Leber ist durch den Gallestau sehr stark herabgesetzt. Die Sterberate bei dieser Entzündung ist sehr hoch.

Um die Wirkung der *Tinospora* zu prüfen, hat man nun bei Versuchstieren eine künstliche Gelbsucht erzeugt. Ein Teil der Versuchstiere bekam während der Versuchsdauer die *Tinospora* verabreicht, die Kontrollgruppe blieb ohne *Tinospora*. Die Tiere der Gruppe, die *Tinospora* bekommen hatten, wiesen eine erheblich höhere Überlebensrate auf, als die Tiere, die ohne die Pflanze geblieben waren. Eine direkte keimtötende Wirkung der *Tinospora* konnte nicht nachgewiesen werden, aber die körpereigenen weißen Blutkörperchen waren gestärkt worden und konnten die Bakterien vernichten.

Eine ganz ähnliche Wirkung zeigen die Pflanzen *Withania Somnifera* und *Asparagus Racemosus* mit unterschiedlicher Ausprägung.

Emblica Officinalis

Diese *Rasayan*pflanze ist nicht nur bei der Hepatitis wirksam, sondern auch bei der akuten Bauchspeicheldrüsenentzündung. Auch diese Wirkung wurde von der modernen Pharmakologie nachgewiesen.[28]

Welche von den Pflanzen bei einem Patienten eingesetzt werden sollen, entscheidet der Arzt. Wichtig ist die Konstitution des Patienten, der Zustand der Bioenergien, die Krankheitsdauer etc.

Bei der Erklärung der Wirksamkeit der *Rasayan*therapie fällt es besonders schwer, ayurvedisches Denken dem rein wissenschaftlichen Denken anzupassen. Wenn durch die *Rasayan*therapie eine Heilung erreicht werden kann und diese Heilung auch durch die moderne Medizin bestätigt wird, wird auch sicherlich bald eine passende Erklärung für die Wirksamkeit folgen.

Die *Rasayan*therapie besteht in der Darreichung von Medikamenten. Sie wird evtl. mit physikalischen Maßnahmen ergänzt.

Physikalische Therapie

Unter physikalischen Maßnahmen versteht man verschiedene Applikationen wie Packungen, Wärme, Masken, Massagen, etc. Über die Haut läßt sich der Körper sehr gut beeinflussen. Ein Teil der Wirkung der physikalischen Maßnahmen ist sicher psychischer Natur; wir kommen noch darauf zu sprechen. Zunächst soll nur der rein physikalische Aspekt behandelt werden.

Viele Krankheiten unserer im Körper liegenden Organe machen sich auch auf der Haut bemerkbar. Ein bekanntes Beispiel ist der Schmerz in der rechten Schulter bei einer Gallenkolik. Umgekehrt kann man dann auch über einen Hautreiz das innere Organ beeinflussen. Sowohl die Neuraltherapie als auch die Akupunktur bedienen sich dieser Möglichkeit. Ein Reiz auf der Oberfläche wird auf ein tieferliegendes Organ weitergeleitet.

Das einfachste Beispiel für physikalische Maßnahmen sind die Packungen auf die Leber. Ob mit Heublumen oder anderen Kräutern oder auch nur mit warmem Wasser, die Leber wird durch diese Applikation besser durchblutet, was der Patient als angenehm empfindet. Das „angenehm" ist sehr wichtig. Ayurveda empfiehlt nur solche Packungen, die dem Patienten wohltun. Der ayurvedische Fachausdruck heißt hier: *Upashaya*, was bedeutet: Linderung. Der Arzt muß die richtige Packung aussuchen und sie auch richtig applizieren.

Beispiel für eine Packung

Heublumenkissen gibt es fertig zu kaufen. Sie sind mehrfach zu verwenden. Die Anwendung ist denkbar einfach: Das Kissen wird in heißem Wasser erhitzt und auf die Lebergegend gelegt. Dann wird es mit einem Wolltuch abgedeckt. Durch die Wärme wird der Stoffwechsel des Gewebes gesteigert; die vermehrte Durchblutung wirkt entzündungshemmend.

Die Dauer einer Heublumenpackung darf eine Dreiviertelstunde nicht überschreiten; danach folgt eine halbe Stunde Bettruhe. Je schwerer die Erkrankung ist, um so vorsichtiger muß mit der lokalen Wärmeapplikation begonnen werden.

Wenn die Lebergegend vor der Heublumenpackung mit ein paar Tropfen Lavendelöl eingerieben wird, kann man den entspannenden Effekt der Wärmeapplikation noch steigern.

Wärmepackungen sind am wirksamsten, wenn sie nachmittags angewendet werden. Je nach Befinden des Patienten kann eine Wärmepackung täglich angewendet werden.

Eine sofortige Besserung des Zustandes sollte der Patient nicht von solchen lindernden Packungen erwarten; durch diese Therapien werden langsame Umstellungsprozesse in Gang gesetzt. Eine Hepatitis ist eine *Pitta*-Krankheit; deshalb verträgt nicht jeder Patient eine Wärmebehandlung, das subjektive Empfinden ist maßgebend für die Anwendung.

Man kann natürlich auch ohne die Reinigungskur die *Rasayan*therapie anwenden. Das Ziel ist ja, die Körpergewebe wieder zu stärken und damit die Abwehrlage zu verbessern.[29]

Die *Rasayan*therapie kennt für die chronische Hepatitis kaum Kontraindikationen.

Für die Reinigungskur gibt es klar definierte Kontraindikationen. Wenn eine solche besteht kann man ein abgekürztes Verfahren zur Reinigung anwenden, oder sogar ganz darauf verzichten.

Der Arzt soll immer nach dem Grundsatz „nil nocere" (niemals schaden) handeln.

Die Reinigungstherapie

Hepatitis-Panchakarmakur

Die *Panchakarma* – d.h. die Reinigungskur ist eine Besonderheit der altindischen Ayurvedamedizin. In der modernen Medizin ist dieses Konzept weitgehend unbekannt. Diese Kur wird durchgeführt, um die Gesundheit zu erhalten und die Krankheiten zu beseitigen. Für die chronische Hepatitis ist eine solche Kur sehr nützlich.

Unser Körper besteht aus verschiedenen Geweben und Organen. Während der Stoffwechselprozesse entstehen in unserem Körper einzelne Abbauprodukte, die unser Körper nicht gut gebrauchen kann. Man spricht von „Schlacken". Ayurveda nennt sie die *Doshas* oder die „Krankmacher". Diese *Doshas* oder Schlacken sammeln sich in unserem Körper an und stören den harmonischen Ablauf der Stoffwechselprozesse. Durch eine ungesunde Lebensweise und durch die schädlichen Umwelteinflüsse verschlimmert sich die Situation noch weiter. Unsere Organe, darunter die Leber, können nicht mehr richtig funktionieren, und sie können sich nicht mehr gegen Krankheiten wehren.

Manchmal schleichen sich solche Krankheiten sehr langsam ein. Die Symptome sind noch nicht sehr ausgeprägt: man fühlt sich vielleicht nur lustlos, man hat keinen richtigen Appetit, mal tut hier etwas weh, mal da. Fast ein klassisches Bild einer beginnenden Hepatitis oder einer anderen Viruskrankheit. Wenn es gelingt, diese krankmachenden Stoffe aus dem Körper zu entfernen, wird die Leber wieder gesund. Sie kann sich dann besser gegen die Viren wehren.

Panchakarma heißt die „fünffache Reinigung", was nicht bedeutet, daß jeder Patient alle fünf Arten der Kur braucht. Der Hepatitiskranke braucht normalerweise nur die Abführ- und eventuell die Aderlaßkur. Nur über diese beiden Formen soll hier im folgenden auch gesprochen werden. Es ist aber nicht so, daß alle Hepatitiskranke sich dafür eignen. Die Indikationen und Kontraindikationen muß der Ayurvedaarzt genau abwägen. Nur bei geeigneten Hepatitiskranken soll man die Kur durchführen. Eine manifeste Gelbsucht ist zum Beispiel eine Gegenanzeige. Für die Aderlaßkur ist zum Beispiel eine Blutarmut oder Anämie eine Kontraindikation und ein erhöhter Eisenspiegel im Blut eine Indikation!

Nicht nur der Allgemeinzustand und der Kräftezustand des Patienten sind dafür maßgebend, sondern auch die Mitarbeit, die Compliance des Patienten ist sehr wichtig.

Während der Kur wird der Organismus durch die therapeutischen Maßnahmen geringgradig geschwächt; außerdem wird in dieser Zeit der Körper des Patienten hochgradig empfindlich, sowohl auf gute als auch auf schlechte Einflüsse. Deswegen wurde früher die Kur nur stationär durchgeführt. Der Patient wurde total von der Außenwelt abgeschlossen, nur der Arzt und der Pfleger hatten Zutritt zu dem Patienten. Solche strenge Abgeschlossenheit ist wohl nicht unbedingt nötig; aber der Kranke sollte sich während der Kur nur auf diese konzentrieren und die Anweisungen des Arztes unbedingt befolgen. Das gilt insbesondere für den Tagesablauf, die Ernährung und die verschiedenen Anwendungen; nur dann läßt sich ein optimaler Kurerfolg erzielen.

Ziel der Kur ist es, die Schlacken, die *Doshas* aus dem Körper zu entfernen. Die krankmachenden *Doshas* sind mit den Geweben und Organen innig verbunden und müssen zunächst erst einmal daraus gelockert werden. Ohne diese lockernde Vorbehandlung würde die Schlackenentfernung eher schaden als nutzen. Der Patient wird daher für ein paar Tage innerlich und äußerlich eingefettet. Es gibt für diese Regel Ausnahmen, die aber später besprochen werden.

Äußerlich wird der Patient mit einem geeigneten Öl einmassiert, innerlich bekommt er gekochte Butter – *Ghee* – zu trinken. Bei passender Indikation wird das *Ghee* mit Kräutern gemischt. Es wird morgens nüchtern getrunken. Die *Ghee*menge ist so bemessen, daß der Patient gegen 17 Uhr wieder hungrig wird. Am ersten Tag wird eine Probeportion verabreicht, und je nach der Wirkung wird die Menge für den folgenden Tag bestimmt.

Während der Vorbereitungszeit erhält der Patient abends ein leichtes und gut verdauliches Abendessen. Nach dem *Ghee*-trinken erfolgt die Ölmassage. Nach der Ölmassage folgt eine kurze Saunaanwendung, bei der aber der Kopf außerhalb der Saunakammer bleibt. Wie lange diese Vorbehandlung dauert, hängt von der Reaktion des Patienten ab, meistens zwischen drei und sieben Tagen. Ayurveda gibt genau alle Symptome und Zeichen an, die dem Arzt sagen, wann die Einfettung optimal ist.

Während der Vorbereitungszeit muß der Patient reichlich abgekochtes Wasser trinken. Dazu noch eine Erläuterung: Nach der ayurvedischen Medizin wirkt abgekochtes Wasser anders als Leitungswasser oder Mineralwasser. Genauso wie Reis oder Kartoffeln, wenn sie gekocht wurden, gilt das abgekochte

Wasser als besser verdaulich. Mit unserem modernen Wissen läßt sich das vielleicht so erklären, daß durch das Kochen die Salze und andere lösliche Stoffe aus dem Wasser ausfallen, und dadurch eine andere Wirkung eintritt. Wie dem auch sei: die Erfahrung zeigt, daß abgekochtes Wasser einem Kranken bekömmlicher ist, und die Verdauungskraft am wenigsten beansprucht.

> Um dieses Wasser herzustellen nimmt man einen sauberen Porzellan- oder Stahltopf mit einem Fassungsvermögen von ein bis zwei Litern und bringt das Wasser für etwa zehn Minuten zum sprudelnden Kochen. Wenn Salze ausfallen – was durchaus möglich ist – soll die Flüssigkeit vom Bodensatz abgegossen, oder das Wasser durch ein Sieb gegeben werden.
> Je nach Geschmack kann man das Wasser heiß, kalt oder warm trinken. Es sollte allerdings nie unter Zimmertemperatur liegen. Den ganzen Tag hindurch kann man beliebige Trinkmengen zu sich nehmen.

Während der Einfettungsphase hat der Patient sowieso mehr Durst als normal. Ein bis zwei Liter reichen für den Tag aus; maßgebend ist aber der eigene Durst. Deshalb sind auch drei Liter erlaubt; der Körper sollte aber nicht mit Wasser überladen werden.

Panchakarma-Abführkur

Nun folgt die Hauptbehandlung. Am Tag der Hauptbehandlung wird dem Kranken ein Abführmittel verabreicht. Der Arzt entscheidet je nach Befinden des Patienten, welches Abführmittel gegeben wird.

In der Ayurvedamedizin wird genau angegeben, welche Symptome der Patient zeigen muß, wenn das Abführen optimal sein soll. Nach dem Abführen folgt die Nachbehandlung, in der der Körper ganz allmählich wieder aufgebaut wird. In den ersten Tagen nach dem Abführen erhält der Patient nur klare Wassersuppen, danach folgen bereits legierte Suppen, und nach ca.

vier bis sieben Tagen darf der Patient wieder normal essen. In dieser Zeit bekommt der Patient auch seine Medikamente. Es ist immer wieder erstaunlich, eine wieviel bessere Wirkung die Medikamente jetzt nach der Reinigungskur entfalten.

Das oben Gesagte gibt nur einen kurzen Abriß der Reinigungskur. Dargelegt wurde nur das therapeutische Abführen.

Warum diese Kur so verblüffend gut hilft, läßt sich leicht einsehen: In unserem Körper sammeln sich viele Schlackenstoffe. Manche davon sind wasserlöslich, manche fettlöslich. Die kurzfristige innere und äußere Fettzufuhr bringt viele fettlösliche Schlacken dazu, sich mit dem Fett zu verbinden. Gleichzeitig wird reichlich abgekochtes Wasser zu trinken gegeben, wodurch die wasserlöslichen Schlacken ebenfalls gelockert werden. Mit dem gut wirksamen Abführmittel wird dann alles aus dem Körper ausgeleitet. Nach der ayurvedischen Lehre wirken die Abführmittel nicht nur im Darm, sondern im ganzen Körper und darunter auch in der Leber. Diese Erklärung ist nicht streng wissenschaftlich. Dazu wären sehr viele klinische Studien notwendig. Die enge Beziehung zwischen Darm und Leber ist aber heute ein Objekt der intensiven Forschung. Es ist möglich daß wir in der nahen Zukunft die ayurvedische Therapie des Darmes wissenschaftlich untermauern können.

Wenn eine Reinigungskur vorgesehen ist, muß der Arzt mit dem Patienten alles ganz genau besprechen. Die Kur ist ein invasives (eindringendes) Verfahren, das durchaus auch Schäden anrichten kann, wenn die Kur unsachgemäß durchgeführt wird oder die Anweisungen nicht befolgt werden.

Die *Panchakarma*-Reinigungskur ist eine vollständige Kur, bei der alle drei Abschnitte – Vorbehandlung – Hauptbehandlung – Nachbehandlung – gleich wichtig sind. Man kann diese Kur nicht nur „im Vorübergehen" durchführen! Um den vollen Nutzen dieser Kur zu erlangen, ist es absolut wichtig, daß auch nach der Kur eine vorsichtige, gesunde Lebensweise über einen längeren Zeitraum eingehalten wird. Nach dieser Kur fühlen sich viele Kranke sehr gut; sie haben das Krankheitsgefühl verloren und stürzen sich gleich wieder in die Arbeit oder ins Vergnügen! Der Körper ist zwar gesünder geworden, aber er ist jetzt auch empfindlicher geworden. Dieser Rat, eine gesunde Lebensführung beizubehalten, kann gar nicht ernst genug genommen werden!

Aderlaßkur

Im Gegensatz zur *Panchakarma*-Abführkur braucht die Kur mit Aderlaß keine große Vorbehandlung. Nach ayurvedischer Lehre soll man einen Tag mit stabiler Wetterlage aussuchen und dann den Aderlaß vornehmen (im Durchschnitt werden 100 Milliliter Blut entnommen).

Wie wir schon gelernt haben, liegen die Hauptstörungen bei der Hepatitis in der Leber und in den beiden Geweben Blut und Körperflüssigkeiten. Mit dem Aderlaß werden die krankmachenden Stoffe aus dem Körper herausgeleitet.

Für den Aderlaß gibt es ganz klar umrissene Indikationen und Kontraindikationen. Ayurveda wendet nicht – wie im Mittelalter – bei jedem Kranken und bei jeder Krankheit einen Aderlaß als Medikation an.

Für die moderne Medizin hat der Aderlaß keine heilende Wirkung. Krankmachende Stoffe aus dem Körper herauszuleiten sei schlicht unmöglich!

Es gibt aber zwei Wirkungen beim Aderlaß, die auch von der modernen Medizin akzeptiert werden. Die erste betrifft den Eisengehalt des Blutes. Viele Hepatitiskranke zeigen einen sehr hohen Eisengehalt im Blut. Durch einen Aderlaß konnte bei diesen Patienten die Wirkung der Interferontherapie gesteigert werden. Manche Viruserkrankungen, so zum Beispiel die Grippe, zeigen häufig einen sehr niedrigen Eisenspiegel. Die moderne Forschung hat noch nicht herausgefunden, ob es sich hierbei möglicherweise um eine Abwehrstrategie des Körpers handelt. Dann wäre eine Senkung des Bluteisenspiegels beim Hepatitiskranken von großem Vorteil!

Die zweite Wirkung betrifft die Stimulation des Knochenmarks. Nach einer Blutung – ob künstlich oder traumatisch – wird das Knochenmark angeregt, den Verlust wieder auszugleichen. Damit werden die roten Blutkörperchen, die weißen Blutkörperchen und die Blutplättchen zur Neubildung angeregt. Auf jeden Fall läßt sich die günstige Wirkung des Aderlasses am Kranken beweisen.

Nicht jeder Hepatitispatient braucht die Reinigungkur; sie ist aber eine wertvolle Ergänzung der Hepatitistherapie.

Die *Rasayan*therapie bei der chronischen Hepatitis sollte am besten nach der *Panchakarma*kur – der Reinigungskur der Gewebe – durchgeführt werden. Sie hat dann eine deutlich bessere Wirkung.

Es gibt zwei verschiedene Möglichkeiten bei der Durchführung der *Rasayan*therapie:

- Die stationäre Art der Behandlung. Dadurch wird der Patient von allen Umwelt- und Umfeldeinflüssen abgeschirmt und steht ständig unter der Aufsicht der Ärzte und des Pflegepersonals.
- Die ambulante Kur. Diese ist etwas weniger aufwendig. Natürlich muß sich auch hier der Patient an die Anweisungen des Arztes halten.

Die alten Ärzte geben zum besseren Verständnis der *Rasayan*therapie nach einer Reinigungskur, das Beispiel eines Tuches an, das gefärbt werden soll. Ein schmutziges Tuch läßt sich nur schlecht färben. Die Farbe kann erst dann angenommen werden, wenn es richtig gewaschen ist. Genau so verhält es sich mit dem Körper: erst nach der Reinigung kommt die *Rasayan*therapie zur vollen Wirkung.

Hepatitis und Psyche

Nach ayurvedischer Lehre sind Körper und Psyche eine Einheit. Eine Erkrankung des Körpers beeinflußt die Psyche, und die Psyche beeinflußt den Körper.

Diese Lehre ist in der modernen Medizin leider in den Hintergrund getreten. Die moderne Heilkunde ist weiterhin gespalten in eine Abteilung für organische und eine Abteilung für seelische Krankheiten. Dazwischen liegt die Grauzone der Krankheiten mit dem Etikett „psychosomatisch bedingte Leiden". Dabei bietet die Psychosomatik seit Jahrzehnten eine Integrationsformel. Der Nestor der Psychosomatik in Deutschland, Thure von Uexküll, bedauert, daß viele die psychosomatische Medizin immer noch als ein mehr oder weniger geschlossenes Fach ansehen und meinen, eine begrenzte Anzahl von Krankheiten als psychosomatisch etikettieren zu können.[34]

Das Kranksein ist nie allein auf körperliches oder seelisches Leiden beschränkt, es ist immer der ganze Mensch beteiligt. Mag sein, daß eine Schnittwunde in die Hand des Chirurgen gehört; aber daß Asthma bronchiale durchaus auch seelische Ursachen haben kann, wird niemand bestreiten.

Viele Patienten sind gewöhnt, eine Krankheit nur als etwas Organisches zu betrachten. Sie sind entsetzt, wenn der behandelnde Arzt auch von „psychosomatischen Aspekten" spricht: „Man sei doch nicht verrückt"! Dabei sollten psychosoziale Einflüsse auf Entstehung, Verlauf und Prognose von Krankheiten gleichwertig neben den Einflüssen physikalischer, chemischer, mikrobieller oder viraler Faktoren ihren Platz finden.

Warum ist es so schwer, diesen psychosomatischen Aspekt in den Mittelpunkt der Krankheit zu stellen? Vielleicht liegt der Grund in der Arbeitsteilung der modernen Medizin. Ein Facharzt ist jeweils nur für eine Gruppe von Krankheiten zuständig.

Auf jeden Fall dürfen wir die Hepatitis nicht nur als eine physische Krankheit betrachten, sondern müssen ganzheitliche Therapieansätze entwickeln. Auch einem reinen Schulmediziner ist ja das Postulat von der Einheit von Körper und Seele nicht fremd; wir sollten nicht unseren eigenen Horizont beschränken!

Die Hepatitis ist ein klassisches Beispiel für die gegenseitige Beeinflussung von Körper und Psyche. Schon bevor alle anderen Symptome der Hepatitis erscheinen, ja fast vom Beginn der Krankheit an leiden die Hepatitispatienten unter psychischen Symptomen. Natürlich sind nicht alle Patienten gleich stark betroffen. Häufig klagen sie über Antriebsarmut, Lustlosigkeit, eine depressive Stimmung oder starke Stimmungsschwankungen. Viele geben diese Symptome erst dann an, wenn man gezielt danach fragt. Wir sind ja nicht gewohnt, psychische Symptome mit einer körperlichen Krankheit zu verbinden!

Nach Ayurveda wird auch die Psyche durch den Nährsaft, der aus der eingenommenen Nahrung bereitet wird, ernährt. Wenn dieser Nährsaft nicht mehr einwandfrei ist, leidet die Psyche ebenfalls an einer „Ernährungsstörung". Sie wird dann unleidlich, aggressiv oder auch depressiv. Für Ayurveda ist die Leber der Sitz der Emotionen. Jähzorn, Ärger, Eifersucht, Ehrgeiz, aber auch Mut, Selbstvertrauen und Willenskraft wird durch Pitta bestimmt, das seinen Sitz in der Leber hat. Pitta heißt aber auch das Feuer; ohne dieses Feuer wäre keine Verdauung und kein Stoffwechsel möglich; wenn Pitta gestört ist – wie bei der Hepatitis – ist die Ernährung von Körper und Psyche ebenfalls gestört.

Immunsystem und Nervensystem

Die therapeutische Absicht des Ayurveda ist es, die Abwehrkraft des Körpers zu stärken, die Immunität zu steigern. Wir wollen deswegen noch einmal die Immunität aus der modernen Sicht darlegen.

Das Immunsystem ist ein klar definiertes Organsystem, das mit anderen Organsystemen in inniger Verbindung steht. Es muß sehr schnell und richtig reagieren. Es ist sehr anpassungsfähig. Um schnell und flexibel reagieren zu können, braucht eine

Immunzelle eine riesige Anzahl von Rezeptoren, die die Signale aus der Umwelt und aus dem Inneren des Körpers aufnehmen. Diese Rezeptoren ermöglichen es dem Immunystem, sekundenschnell auf verschiedene, ständig veränderte Reize zu reagieren.

Das System ist aber auch empfindlich. Kälte, Streß, Anstrengung, Aufregung, Trauer, Depression, alles dieses schwächt das Immunsystem. Die Rezeptoren der Immunzellen sind auch „Inputstellen". Über die Rezeptoren können wir die Immunzelle stimulieren. Jede Impfung ist zum Beispiel so eine Methode der Stimulierung. Aber das Immunsystem kann auch über unsere Nerven stimuliert werden. Professor Ronald Stead von der Masters University in Hamilton/Ontario hat sich intensiv mit diesem Problem beschäftigt. Er hat eine Verbindung zwischen Immunzellen und Schleimhautnerven nachgewiesen. Über dieses Zusammenspiel zwischen Nervensystem und Immunsystem sind in letzter Zeit zahlreiche wissenschaftliche Arbeiten erschienen; man nennt dieses neue Fachgebiet Psychoneuroimmunologie.

Welche praktischen Konsequenzen ergeben sich daraus für die Therapie der Hepatitis? Wir haben in dem Kapitel über Ordnungstherapie schon gesehen, daß Streß nicht immer schädlich ist. Die Anspannung oder der Streß gehören wie die Entspannung zum Leben; eine kurzfristige Anspannung ist sogar gut für den Kreislauf und das Nervensystem. Langanhaltender Streß aber ist schädlich für die Gesundheit, besonders für das Immunsystem. Wenn es irgendwie geht, sollte man den Dauerstreß unterbrechen! Wenn man eine Woche hektischer Arbeit hinter sich hat, sollte man sich nicht zum Wochenende wieder in hektische Betriebsamkeit stürzen. Wenn man eine hochwertige, intensive, geistige Arbeit geleistet hat, sollte man zum Ausgleich eine körperliche Tätigkeit vornehmen, einen langen Spaziergang oder Gartenarbeit. Umgekehrt kann eine Lesestunde nach schwerer körperlicher Arbeit einen guten Ausgleich schaffen.

Die Arbeit oder der Sport dürfen nie dazu führen, daß der Mensch ausgepumpt und völlig erschöpft wird. Jede Tätigkeit, die an die Leistungsgrenze führt oder sie überschreitet, ist schlecht für das Immunsystem. Einer der großen Lehrer des Ayurveda, Vagbhat, gibt dafür ein schönes Beispiel: „Wenn der Sport übertrieben wird, dann ist der Mensch wie ein Löwe, der den Elefanten mit letzter Kraft zwar besiegt, dann aber selbst (an Erschöpfung) zugrunde geht.".[32] Es ist gut, wenn man mit seinem Körper Zwiesprache hält. Er meldet sich nämlich, wenn die Arbeit zum Streß wird! Nur meistens hören wir nicht hin, und die Folge ist dann ein „plötzlicher" Zusammenbruch; dabei hatte der Körper schon vorher signalisiert, daß er seine Grenzen erreicht hatte: Schlaflosigkeit, häufige Erkältungen, Appetitlosigkeit etc. sind solche Signale. Hepatitiskranke haben oft eine Pittakonstitution, und diese Menschen lieben den Kampf und den Wettstreit. Diese Patienten müssen sich zügeln, und den Sport als Spiel und nicht als Kampf betrachten. Ayurveda gibt hier den Rat, nur „mit halber Kraft" Sport zu treiben. Das Immunsystem ist dafür dankbar!

Über die Regelmäßigkeit der Lebensführung haben wir schon an anderer Stelle ausführlich gesprochen. Der Wach- und Schlafrhythmus, geregelte Essenszeiten etc. geben dem Körper und der Psyche ein stützendes Ordnungsskelett, das das Immunsystem festigt. Diese Anweisungen gehören sowohl zur Ordnungstherapie als auch zur Psychohygiene. Die schulmedizinische Hepatitistherapie denkt nur sehr wenig über die Psychohygiene nach; für Ayurveda aber ist die Psychohygiene und die Psychotherapie ein Eckpfeiler der Therapie. Die moderne Psychotherapie bietet uns aber durchaus Möglichkeiten, die bei der Therapie der Hepatitis hilfreich sind.

Der Berliner Nervenarzt J.H. Schulz ist der Begründer des autogenen Trainings. Seine Vorstellungen sind den ayurvedischen in vieler Hinsicht sehr ähnlich. Das autogene Training läßt sich sehr gut in der Hepatitistherapie mit anwenden und dient in erster Linie der Entspannung. In den verschiedensten Institutio-

Psychohygiene

autogenes Training

nen wird das Erlernen dieser Technik angeboten. Man lernt in diesen Kursen, sich seines Körpers bewußt zu werden, die Durchblutung der verschiedenen Körperteile zu kontrollieren und sich zu entspannen. Bei Konfliktsituationen verschlechtert sich sehr oft das Befinden des Hepatitiskranken, es bessert sich, wenn der Patient sich in einem ausgeglichenen psychischen Zustand befindet. Das autogene Training wurde entwickelt, um körperliche Störungen, deren Ursachen in der Psyche lagen, zu beseitigen. Die Grundidee des autogenen Trainings ist ganz einfach eine Art „Selbsthypnose". Leider ist die Hypnosetherapie durch Schaustellungen in den Medien und auf Jahrmärkten in Verruf geraten. Durch die Hypnose lassen sich aber eine Vielzahl von Krankheitssymptomen positiv beeinflussen. Viele Menschen haben Angst, daß sie durch die Hypnose zu willenlosen Puppen werden. Das ist natürlich falsch! Für solche Menschen ist das autogene Training viel besser: sie lassen sich nicht etwas befehlen, sondern sie befehlen sich selbst, sie bleiben ihr eigener Herr. Das autogene Training gibt ihnen die Möglichkeit zur Entspannung; diese zusätzliche Hilfe sollte unbedingt mit in die Hepatitistherapie eingebaut werden.

Hypnose

Nach der modernen Vorstellung über die psychischen Erkrankungen wird vermutet, daß bestimmte Neurotransmitter – das sind Stoffe, die von den Nervenzellen produziert werden – die Ursache für die Depressionen sind. Warum die Nervenzellen diese Neurotransmitter im Übermaß produzieren, ist bisher nicht bekannt. Therapeutisch versucht man, der Überproduktion der Transmitter durch Psychopharmaka beizukommen. Alle Neurotransmitter sind Produkte der Nervenzellen, die wiederum die Bausteine zur Herstellung der Neurotransmitter dem Blut entnehmen. Da die Leber ja in den Stoffwechsel zwischengeschaltet ist, und die Leber zu krank ist, um die Bausteine regelrecht herzustellen, wäre es durchaus denkbar, daß die Ursache der psychischen Symptome bei der Hepatitis direkt in der Leber liegt.

Für Ayurveda ist der Zusammenhang klar: die Hepatitis ist eine *Pitta*erkrankung und *Pitta* ist zuständig für die emotionale Ausstattung des Menschen. Danach ist unsere Leistungsfähigkeit, unsere Intelligenz und Dynamik abhängig von der Bioenergie *Pitta*; Die Leber ist der Sitz der Bioenergie *Pitta*, und so ist es dem Ayurvedaarzt durchaus verständlich, daß sich psychische Symptome zeigen.

Die Verbindung zwischen Leber und Temperament war auch in der alten griechischen Medizin sehr lebendig. Hippokrates, der Vater der abendländischen Medizin, war der Meinung, daß das menschliche Temperament von der Zusammensetzung der Galle abhinge. Nach seiner Meinung war Galle (griech.: chol) die Ursache für den „cholerischen" Menschentypus; die schwarze Galle (griech.: melan- schwarz) verursachte die Melancholie, die Schwermut. Auch der Volksmund kennt den Zusammenhang zwischen Leber und Gemüt: „Es kommt einem die Galle hoch" oder „Jemandem läuft eine Laus über die Leber".

Bei der Hepatitis kommt es eben darauf an, die Psyche mit in die Behandlung einzubeziehen. In der Ordnungstherapie wurde schon beschrieben, daß ein geregelter Tagesablauf auch die Entspannung mit sich bringt. Die Hetze unseres Tages entsteht dadurch, daß wir zu viele Sachen in zu wenig Zeit erledigen wollen! Eine Planung des Tagesablaufs ist sehr wichtig. Man muß nicht zum Sklaven der Uhr werden, aber der Arbeitsrhythmus sollte mit den Biorhythmen in Einklang stehen.

In den ayurvedischen Büchern steht natürlich nichts über Neurotransmitter oder Psychoneuroimmunologie oder Rezeptoren; aber die alten Ärzte haben trotzdem aus ihrer Erfahrung, aus der Beobachtung und durch logische Schlüsse sehr viel über den Körper und die Psyche herausgefunden. Besonders sind hier die Methoden hervorzuheben, die den Gleichklang und die Harmonie zwischen Körper und Psyche herstellen. Wir wollen diese Methoden ein wenig näher betrachten, müssen aber dazu noch einmal einen kurzen Rückblick auf das Menschenbild des Ayurveda werfen.

Wir haben gesehen, daß der Mensch in ständiger Wechselbeziehung mit der Umwelt ist, und daß alle Impulse, die von außen in den Menschen eindringen, ihn verändern. Nahrung und Trank, Sonne und Wind, Kälte und Wärme, alles beeinflußt den Menschen, der wiederum durch seine Aktivitäten die Umwelt verändert und damit auch sein eigenes Selbst.

Es gibt aber noch eine zweite Art der Beeinflussung von Körper und Psyche: das ist die Beeinflussung über unsere Sinnesorgane. Die Information, die wir über unsere Sinnesorgane erfahren, beeinflußt Körper und Psyche sehr stark! Der Anblick eines Autounfalles löst Angst und Schrecken aus, wir bekommen Herzklopfen und schwitzen. Der Geruch von Weihnachtsplätzchen und Tannengrün löst ein Glücksgefühl in uns aus wie in der Kindheit, das Einwickeln in eine warme Decke gibt uns ein Wohlgefühl, der Besuch auf dem Friedhof macht uns traurig, läßt uns weinen etc. Theoretisch kann man über jedes Sinnesorgan der Psyche eine Information zukommen lassen, und damit sowohl Psyche als auch Körper beeinflussen.

Ganz neu sind die Forschungen auf dem Gebiet der Musik, die bei Lähmungen nach Schlaganfall hilft, die Muskulatur wieder zu bewegen, die aber auch zur Schmerzbekämpfung eingesetzt wird. Ayurveda nennt die Musiktherapie *Gandharwa yoga.*

Die Maltherapie leitet über das Auge Impulse an die Psyche, die Aromatherapie über die Nase, und die Psyche gibt diese Impulse an den Körper weiter. Diese Therapien können alle bei der Hepatitis mitangewendet werden und über die Psyche den Körper beeinflussen.

Das größte Sinnesorgan ist die Haut; sie wird durch eine Ölmassage nicht nur locker, weich und feucht, sondern sie vermittelt uns durch die Ölmassage ein Wohlbehagen, ein gewisses Glücksgefühl, das dem Körper und der Psyche gut tut. Jede Anwendung ist auch Zuwendung, das sollte man nie vergessen! Und das Wohlgefühl ist das beste Immunstimulanz!

Yoga

Einen Weg über den Körper die Psyche zu beeinflussen bietet Yoga.

Yoga und Ayurveda sind Schwesterwissenschaften. Beide sind sehr gut zu kombinieren, wobei für Ayurveda die körperlichen Beschwerden, für Yoga die psychischen Beschwerden im Vordergrund stehen.

Yoga und Ayurveda sind Schwesterwissenschaften

Für den Hepatitiskranken sind aber nicht alle Yogaübungen geeignet. Für jeden Patienten muß ein individuelles Programm erstellt werden, dann wirken die Yogaübungen sehr segensreich auf die Psyche und damit wiederum auf den Körper. Ungeeignete Übungen können hingegen durchaus Schaden anrichten.

Um Yogaübungen zu machen, muß man nicht sportlich oder gelenkig sein; es gibt ganz einfache Übungen, die jeder nachmachen kann. Man braucht nur ein bißchen Geduld und Ausdauer. Ayurveda benutzt zu diesem Zweck einige Yogaübungen.

Yoga heißt übersetzt „die richtige Technik", hat also weder etwas mit einer Heilslehre, noch mit Gymnastik oder Artistik zu tun. Yoga ist auch keine Einheitslehre; es gibt verschiedene Yogarichtungen. Man muß auch nicht die ganze Palette der Yogatechniken und Übungen durchführen; es reicht, wenn bestimmte Übungen regelmäßig gemacht werden.

Über den Sonnengruß ist schon gesprochen worden. Diese Yogaübung dient vorzugsweise der körperlichen Gesundung.

Körpergefühl und Innenschau

Normalerweise ist unsere Aufmerksamkeit nach außen gerichtet. Wir empfangen über unsere Sinnesorgane ständig Informationen von der Außenwelt. Wir reagieren auf diese Sinneseindrücke, und unsere Reaktionen sind lebenswichtig!

Die einfachste Funktion unseres Körpers, die Atmung, braucht die Lunge als Organ. Die Lunge kann aber nur funktionieren, wenn die Außenwelt die Luft zur Verfügung stellt. Ohne die Luft der Umwelt ist keine Atmung möglich. Diese Umwelt oder Außenwelt ist uns praktisch immer präsent, und daher haben wir leider verlernt, auch unsere Innenwelt zu beachten. Nur wenn der Magen krampft oder der Blinddarm sich entzündet, merken wir, daß „innen" etwas nicht stimmt!

In Wirklichkeit aber senden alle unsere inneren Gewebe und Organe ständig Informationen über ihren Zustand. Aber diese ausgesandten Impulse erreichen fast nie unser Bewußtsein; und so wird unser „Innen" fast nie bemerkt. Unserer Atmung können wir uns bewußt werden, wenn wir daran denken. Auch mit geschlossenen Augen können wir sagen, ob unser Bein gestreckt ist oder gebeugt; wir haben also die Fähigkeit, unser „Innen" zu bemerken noch nicht ganz verlernt! Und diese Fähigkeit sollten wir wieder erlernen, um dadurch unseren Körper besser lenken zu können.

Die Atmung kann jeder bis zu einem gewissen Grad kontrollieren, während man seinem Magen nicht befehlen kann, die Speisen schneller zu verdauen. Die Atmung spiegelt auch unseren Gemütszustand wider. Wir halten den Atem an, wenn wir gespannt auf etwas warten; wenn wir erregt sind, atmen wir rascher; eine Erleichterung läßt uns tief ausatmen. Der Atem spiegelt also Spannung und Entspannung.

Diese Tatsache können wir für unsere Entspannungsübung nutzen. Eine ruhige und entspannte Atmung beruhigt auch den Körper und die Psyche. Diese Übung ist gleichzeitig ganz einfach und doch auch schwierig. Der Übende soll die Atmung beobachten, ohne sie beeinflussen zu wollen. Wenn er das schafft, so ist das schon eine große Leistung!

Eine maschinelle Hilfe für die entspannende Atmung bietet das „respiratorische Feedback". Für einen einzelnen Patienten ist die Anschaffung dieses Gerätes meist zu teuer, es steht aber in Arztpraxen und Kliniken, die ayurvedische Therapie anwenden, zur Verfügung. Mit diesem Gerät kann man die Atmung sichtbar und hörbar machen. Dabei wird eine Maske über den Kopf gestülpt, die dem Ohr ein leises Rauschen, das synchron mit der Atmung ertönt, überträgt, während das Auge ein sanftes Licht, das ebenfalls synchron mit der Atmung an- und abschwillt, wahrnimmt. Ein Infrarotsensor registriert die Atmung und leitet den Impuls zu Auge und Ohr. Die meisten Übenden kommen aber ohne dieses Gerät, das von Prof. Lenner, Göttingen, entwickelt wurde, aus. Sie lernen, den Atem zu spüren und evtl. zu kontrollieren. Der Übende atmet mit seinem eigenen Rhythmus, der dann – wie auf einem Resonanzboden – wiederum den Atemrhythmus verstärkt. Man nennt dies den „bionomen Rhythmus" d.h. es ist der Rhythmus, der dem eigenen Organismus entspricht. Diese beiden Übungen, die bionome Atmung und das Körperbewußtsein, fördern die Ausgeglichenheit der Psyche und stärken damit die Abwehrkraft und die Immunlage.

Für die „Innenschau" aber sind einige andere Übungen dem Hepatitiskranken nützlicher.[31]

Die erste Übung sei die Entspannung

In den Yogabüchern heißt diese Körperhaltung Schavasan, das heißt: die Haltung eines Toten! Nun hat ein Toter eigentlich keine Haltung; das ist auch beabsichtigt, der Übende soll sich ganz loslassen! Der Übende liegt entspannt auf dem Rücken; die Unterlage soll nicht zu hart und nicht zu weich sein. Die Unterlage soll „gespürt" werden; die Wirbelsäule soll horizontal liegen; evtl. muß man die Lage mit einem kleinen Kissen oder Handtuch ausgleichen (Hohlkreuz). Die Lage muß angenehm sein, man muß sich entspannen können. Manchmal hilft es, eine kurze Anspannung vorzuschalten, um danach eine richtige Entspannung zu erreichen. Dazu werden alle Körpermuskeln für wenige Sekunden stark angespannt; der Übende soll versuchen, den Kopf und die Füße gleichzeitig hochzuheben. Diese

Anspannungsübung heißt „Bootshaltung". Man bildet mit den Füßen das Heck und mit dem Kopf den Bug des Schiffes. Nach einigen Sekunden dieser Spannung läßt der Übende los und entspannt die gesamte Muskulatur von Kopf bis Fuß. Wenn das am ersten Tag nicht vollkommen gelingt, soll man deswegen nicht enttäuscht sein!

Die zweite Übung soll uns lehren, das Fühlen unserer Haut zu intensivieren

Der Übende versucht, mit der Ferse die Unterlage zu spüren; dann soll das ganze rechte Bein bis hinauf zum Gesäß die Unterlage, auf der es liegt, fühlen. Der Tastsinn der Haut soll aktiviert werden. Über die Kontaktfläche der Haut soll die ganze Unterlage gespürt werden. Der Übende wandert in Gedanken von der Ferse zum Hinterkopf und wieder zurück, dabei jeden kleinen Impuls zwischen Haut und Unterlage wahrnehmend. Die Vorderseite des Körpers wird ebenfalls „erfahren". Der Übende lenkt sein Fühlen in jeden Zeh, beginnend beim Großzeh; dann in den Fußrücken, Knöchel, Wade, Knie, Oberschenkel, Hüfte, Flanke, Schulter, Achselhöhle, Oberarm, Ellenbogen, Unterarm, Handgelenk, Handrücken, Hohlhand und sämtliche Finger. So lernt der Übende – wenn er täglich diese Übung ausführt – seinen Körper wieder zu erfühlen und eine neue Beziehung zum Körper aufzubauen.

Wenn diese Übung richtig „sitzt", kann der Übende seinem Körper „befehlen", d.h. er kann Hand oder Fuß auf Befehl warm werden lassen (s. auch autogenes Training). Wenn die Gliedmaßen gelernt haben, auf den Befehl zu gehorchen, wird der Übende auch bald in der Lage sein, seinen inneren Organen zu befehlen, so daß auch hier die Durchblutung erhöht wird. Man kann dadurch Magen, Darm, Milz oder eben die kranke Leber besser durchbluten. Streßsituationen lassen sich mit diesen Übungen durchaus beherrschen.

Eine letzte Übung nennt man „Visualisierung"

Der Übende benutzt dazu seine Phantasie! Vor dem geistigen Auge, stellt sich der Übende den Kampf der Immunzellen gegen den Virus vor. Die Immunzellen sind stark und der Virus ist klein und schwach! Der Virus versucht zu fliehen und in die nächste Leberzelle zu schlüpfen, aber die Killerzellen des Immunsystems holen ihn ein und vernichten ihn gnadenlos! So seltsam es klingen mag: aber die Zuversicht, den Kampf zu gewinnen, hilft tatsächlich dem Immunsystem zu erstarken und den Virus zu besiegen.

Zusammenfassung: Praktische Ratschläge für Hepatitiskranke

Der wichtigste Faktor in der ayurvedischen Medizin ist der Patient selbst

Er soll sich nicht als der „Duldende" (von lat. „patiens", der passiv Duldende, Erleidende) fühlen, sondern er soll aktiv seine Heilung mitgestalten. Der Arzt kann zwar mit Medikamenten helfen, aber die Lebensweise, die Diät, die Ernährung und die Psychotherapie sind ohne die Mithilfe des Patienten unmöglich. Es ist eine uralte ärztliche Erfahrung, daß der Kranke, der an der eigenen Genesung aktiv mitarbeitet, viel hoffnungsvoller und zuversichtlicher ist, und dadurch eine viel größere Chance auf Heilung hat, als der, der nur still seine Krankheit erduldet und außer dem „Tablettenschlucken" nichts versucht, um gesund zu werden.

Selbsthilfegruppen

Selbsthilfegruppen sind eine Stütze für den Kranken; die Tätigkeit dieser Gruppen sollte sich aber nicht nur in Informationsaustausch und gemeinsamen Veranstaltungen erschöpfen, sondern hier sollten die Kranken lernen, die Ganzheitstherapie in ihr Leben zu integrieren. Die Therapie der Hepatitis soll die

Hepatitis heilen, darüber hinaus aber soll die neue Lebensweise und Ernährung den Körper und die Psyche des Kranken erneuern.

Die Diagnose „Hepatitis"

Die Diagnose „Hepatitis" muß exakt differenziert werden. Der Patient muß genau wissen, woran er ist. Die Schulmedizin und die ayurvedische Medizin haben zwar unterschiedliche Therapieansätze; um aber die Erfolge oder Mißerfolge zu vergleichen, muß die Diagnose streng nach den schulmedizinischen Kriterien gestellt werden. Die Schulmedizin hat sehr viele Möglichkeiten, den Zustand der Leber festzustellen. Sehr viele Forscher haben den Verlauf der Krankheit genau studiert und erforscht. Ihre Aussagen über die Prognose sind zuverlässig. Es ist absolut notwendig, den Zustand des Kranken und den der Leber genau zu kennen, damit eine Therapieentscheidung getroffen werden kann.

Der Hausarzt ist die erste Anlaufstelle, dann aber ist die Hilfe eines Spezialisten notwendig. Die einzelnen Blutparameter geben dem Fachmann sehr viele Informationen. Es sind nicht nur die Leberenzyme (GOT, GPT, GGT), die wichtig sind, sondern auch die Virusbestimmung durch die Serologie und der Virusnachweis durch die PCR (siehe Glossar).

Die Leberbiopsie als Ergänzung der Diagnose

Um die Diagnose abzurunden, empfehlen die Spezialisten eine **Leberbiopsie**. Diese ist zwar eine wertvolle Ergänzung der Diagnose, aber nicht zwingend erforderlich für die ayurvedische Therapie, weil sie sich nicht an dem Biopsiebefund ausrichtet. Besonders wenn eine Interferontherapie vorgesehen ist, empfiehlt man diese Untersuchung, damit der Zustand der Leber genau bestimmt werden kann.

Therapieformen

Wenn alle Untersuchungen ausgeführt sind, und die Diagnose einer chronischen Hepatitis B oder C gesichert ist, stellt sich die

Frage nach der Therapie. Nach dem heutigen Stand der Schulmedizin ist die Therapie mit Interferon-alpha die einzige anerkannte Therapie. Andere Therapieformen der Schulmedizin sind noch nicht ganz ausgereift und daher speziellen Kliniken vorbehalten.

Die Interferontherapie

Die Interferontherapie hat eine Erfolgsaussicht von etwa 20 bis 25 Prozent. Außerdem hat Interferon deutliche Nebenwirkungen, die aber nicht bei jeden auftreten müssen. Interferon muß regelmäßig gespritzt werden. Die Interferontherapie ist sehr teuer. Dennoch ist sie die einzige von der Schulmedizin anerkannte Therapie; sie wird auch von den Krankenkassen bezahlt.

Die ayurvedische Therapie

Die ayurvedische Therapie ist eine Erfahrungstherapie. Nebenwirkungen sind nicht zu erwarten. Leider fehlen die wissenschaftlichen Daten zur Untermauerung dieser Therapie. Diese Therapie ist individuell und verlangt eine intensive Mitarbeit des Patienten. Da es sich um eine Ganzheitstherapie handelt, wird nicht nur der Zustand der Leber, sondern der Gesamtzustand des Patienten gebessert.

Therapiedauer

Sowohl die schulmedizinische als auch die ayurvedische Therapie sind Langzeittherapien. Eine erfolgreiche Interferontherapie dauert ca. 12 bis 18 Monate; ja, es wird sogar gefordert, diese Therapie ein Leben lang durchzuführen. Die ayurvedische Therapie ist ebenfalls eine Langzeittherapie. Allerdings braucht man für diese Therapie nicht ein Leben lang Medikamente zu nehmen; nur die Lebensweise und die Diät müssen für sehr lange Zeit eingehalten werden. Es ist möglich, daß bei manchen Patienten der Virus ein Leben lang im Körper bleibt; er kann durchaus wieder aktiv werden und dann erneut Schaden anrichten. Die Therapieentscheidung muß also gut überlegt werden.

Kombinationsmöglichkeiten

Eine häufig gestellte Frage ist, ob die schulmedizinische Interferontherapie mit der ayurvedischen Therapie kombiniert
werden kann. Grundsätzlich bestehen von ayurvedischer Seite
dagegen keine Bedenken. Interferon ist ja ein Stoff, den auch
unser Körper selbst produziert. Das medikamentös zugeführte
Interferon verhält sich aber wie eine Söldnertruppe: wenn es
nicht mehr zugeführt wird, muß unser Körper allein mit dem
Virus fertig werden! Ob nach einer Interferontherapie tatsächlich der Virus eliminiert wurde, ist noch nicht sicher bewiesen.

Für die ayurvedische Therapie ist diese Tatsache ohne Belang:
Ziel dieser Therapie ist ja die Stärkung der Widerstandsfähigkeit; die Erfolgschancen sind deswegen nicht schlechter bei
einer Kombinationstherapie mit Interferon.

Aus Unkenntnis stehen aber viele Schulmediziner der ayurvedischen Therapie ablehnend gegenüber. Wir haben ja gesehen,
daß die Schulmedizin die Einhaltung einer bestimmten Lebensweise und Diät nicht für nötig hält. Auch die Phytotherapie wird
weitgehend abgelehnt. Der mündige Patient soll die Therapieentscheidung selbst treffen; deswegen ist die Pflicht eines jeden
Arztes, dem Patienten alle Therapiemöglichkeiten anzubieten.
Der Arzt als Partner – nicht als „Befehlshaber" – sollte dann die
Entscheidung des Patienten respektieren.

Die Grundprinzipien der ayurvedischen Therapie

Ein Grundprinzip der ayurvedischen Therapie ist die geregelte
Lebensweise; es ist aber oft sehr schwer, hierin einen idealen
Zustand zu erreichen; Beruf, Familie, Kinder fordern gewisse
Abstriche. Aber soweit es geht, sollte man eine geregelte Le-
bensführung anstreben. Eine Menge Hektik kann im täglichen
Leben eingespart werden durch vernünftiges Vorausplanen. So
ist es sicher besser, eine Viertelstunde früher aufzustehen, als
sich durch zu spätes Aufstehen Streß auszusetzen. Die geregelte
Lebensweise soll dazu dienen, den Dauerstreß zu vermeiden.
Ein kurzfristiger Streß schadet nicht, man kann ihn durch eine

Ruhepause ausgleichen. Auch die ständige Angst vor einer Verschlimmerung der Krankheit zählt zum Dauerstreß!

Das zweite Grundprinzip neben der Lebensweise ist die Ernährungstherapie, die in der Praxis auch Schwierigkeiten machen kann.

Wohl dem, der selber kochen kann, oder der einen Partner/ eine Partnerin hat, der/die kochen kann! Nach moderner Ansicht gehört das Kochen ja fast schon zu den niederen Arbeiten; dabei ist das Kochen eine Kunst, die sehr viel Raum für Kreativität gibt. Außerdem ist Selberkochen sehr gesundheitsfördernd! Kantinenessen, Fertiggerichte und Schnellimbißstuben sind zwar sehr bequem, aber gesund sind sie nicht. Wir wissen nicht, welche Inhaltsstoffe ein Gericht enthält und schon gar nicht kennen wir die Zusatzstoffe, die zwar auf dem Etikett stehen, von denen wir aber nicht wissen, was sie bewirken. Die ohnehin schon kranke Leber soll das dann alles entgiften und umbauen. Es gibt einfache Kochrezepte, die jeder schnell lernen kann. Und nach einiger Zeit sind die meisten, die das Selberkochen angefangen haben, mit ihren eigenen Kreationen gesünder und zufriedener.

Es ist zwar schwierig, unbelastete Lebensmittel zu bekommen; dennoch lohnt sich die Suche! Sehr wichtig sind die Ruhepausen, die nach dem Essen eingehalten werden sollten. Wir haben diesen Punkt schon bei den Essensregeln besprochen.

Ein weiterer Punkt ist die Phytotherapie, die wirkliche Schwierigkeiten bereitet. Es ist nicht einfach, die richtigen und echten pflanzlichen Medikamente nach Deutschland zu bringen. Zwar sind die ayurvedischen Phytopharmaka überall in Indien zu bekommen; aber in Deutschland besteht ein sehr strenges Arzneimittelgesetz. Dieses Gesetz ist notwendig, um die Patienten vor gefährlichen Arzneien zu schützen. Wenn man die Beipackzettel liest, begreift man sofort, wie wichtig dieses Gesetz ist, hat doch ein Großteil der chemischen Arzneien erhebliche Nebenwirkungen, wenn sie nicht sachgemäß angewendet werden. Die pflanzlichen Arzneien unterliegen dem gleichen strengen Gesetz, obwohl die meisten von ihnen erheblich weniger Nebenwirkungen haben; dennoch sollte man immer bedenken, daß es auch giftige Pflanzen gibt, die großen Schaden anrichten können. Bei der ayurvedischen Lebertherapie sind keine giftigen Pflanzen vertreten. Nach der heutigen Gesetzeslage dauert es ungefähr zehn Jahre, bis ein neues pflanzliches Mittel die Zulassung erhält. Es ist deswegen kaum zu erwarten, daß die ayurvedischen Mittel bald eingeführt werden!

Natürlich darf ein Arzt eine pflanzliche oder chemische Arznei einem Kranken verordnen, wenn er es für nötig hält, auch wenn diese nicht zugelassen ist, aber der Arzt trägt hier eine enorme Verantwortung. Er muß den Patienten voll über diese Arznei aufklären und danach eine Apotheke beauftragen, sie aus dem Ausland zu besorgen. Das alles kostet viel Geld und Mühe.

Der Ärzteverein „Ayoga" (Adresse im Anhang) wird versuchen hier Hilfe anzubieten.

Wo finde ich den richtigen Ayurveda-Arzt?

Das ist eine recht schwierige Frage. Obwohl ayurvedische Medizin in Deutschland recht bekannt ist, besteht keine Qualitätskontrolle für die ayurvedischen Ärzte. Leider gibt es keine anerkannte Ausbildungsanstalt in Deutschland.

Verschiedene Ayurvedainstitute bieten Kurse an, aber die richtige Ausbildung für Ayurveda dauert an den indischen Universitäten fünf Jahre; hier dauern die Kurse einige Wochen bis einige Monate. Außerdem werden die Kurse nicht nur für Ärzte, sondern gleichzeitig für alle Menschen angeboten, die Interesse an solch einem Kurs haben, unabhängig von der Vorbildung. Auch ein richtig ausgebildeter Ayurvedaarzt hat es bei diesem gemischten Publikum schwer, ein einigermaßen vertretbares Ausbildungsniveau zu halten. Die hier ausgebildeten Therapeuten wissen manchmal garnicht, daß diese Ausbildung für eine richtige Therapie unzureichend ist. Das ist das Gefährliche für den Patienten!

Die so ausgebildeten „Ayurvedaärzte" sind auch angehalten, die Produkte einer bestimmten Firma zu verordnen oder anzubieten. Hier geht es oft mehr um Kommerz als um Medizin. Die ayurvedischen Heilmittel sind im Herstellungsverfahren recht kompliziert und nicht immer wird die Herstellungsvorschrift genau eingehalten; trotzdem sollte auf diesen Heilmitteln, die ein derart ausgebildeter „Ayurveda-Arzt" verordnen muß, eine genaue Angabe der Bestandteile stehen. Ist das nicht so, ist wahrscheinlich auch dafür die schlechte Ausbildung verantwortlich. Der Ärzteverein „Ayoga" (Adresse im Anhang) ist bemüht, eine Qualitätskontrolle für Ayurvedaärzte einzuführen.

Es hat deswegen wenig Sinn, eine Liste der Ayurvedaärzte anzugeben. Falls Sie einen Ayurvedaarzt ausfindig machen, sollten Sie ihn fragen, wo er seine Ausbildung absolviert hat. Falls er richtig über mehrere Jahre ausgebildet ist, wird er es Ihnen stolz mitteilen. Falls er nur einige Wochen einen Kurs absolviert hat, ist Vorsicht geboten!

Ayurvedakliniken

Eine seriöse Ayurvedaklinik gibt es in Kassel. Die Adresse finden Sie im Anhang. Die Anzeigen weiterer ayurvedischer Kuranstalten werden Sie in Zeitschriften oder in Radio und Fernsehen finden, aber dort werden meistens keine schwerwiegend kranken Menschen versorgt, sondern es werden größtenteils Befindlichkeitsstörungen kuriert. Die hier angebotenen Anwendungen wie Massagen, Sauna, Shirodhara etc. fördern durchaus das Wohlbefinden, das reicht aber nicht aus, um einen Leberkranken zu heilen.

Kuren in Indien und Sri Lanka

Zahlreiche Interessenten fragen auch nach Kuren in Indien und Sri Lanka. Die Kliniken dort muß man sehr differenziert betrachten. Seit bekannt wurde, daß sogar „austherapierte" Patienten noch Besserung erfahren, schießen die Ayurvedakliniken wie Pilze aus dem Boden, und deren Qualität zu beurteilen ist schwierig. Außerdem ist die Klimaumstellung, die andere Diät, der Streß der Flugreise, die Hitze etc. der Gesundung insgesamt nicht förderlich. Ein Patient mit einer nichtinfektiösen Krankheit wie Diabetes, Rheuma, ja sogar Krebs, verkraftet diesen Wechsel noch besser als ein Patient mit einer chronischen Hepatitis. Egal, wo die Kur durchgeführt wird, nach der Kur sollte unbedingt die gesunde Lebensweise fortgeführt werden, sonst ist die Kur nur halb soviel wert.

Ayurvedische Therapie der Hepatitis und die Krankenkassen

Ayurveda ist in Deutschland keine anerkannte Heilmethode. Es gibt keine Qualitätskontrolle für Ayurveda-Ärzte. Es ist deswegen bedauerlich, aber auch verständlich, daß die gesetzlichen Krankenkassen eine Kostenübernahme ablehnen. Andererseits ist die ayurvedische Therapie aber auch ein Naturheilverfahren und diese sind größtenteils anerkannt.

Während in Deutschland teure Ayurveda-Kuren für das Wohlbefinden (Stichwort: „Wellness") angeboten werden, ist im Ursprungsland Indien Ayurveda eine preiswerte Volksmedizin.

Jeder approbierte Arzt in Deutschland hat in einem gewissen Rahmen Therapiefreiheit. Er kann seine Leistungen nach der GOÄ (Gebührenordnung für Ärzte) abrechnen. In diesem Gebührenrahmen sind „analoge Leistungen" erlaubt. Diese analoge Leistung muß in etwa der Leistung in der GOÄ nach Umfang und Zeitaufwand entsprechen. Die gesetzlichen Krankenkassen dürfen dem Kassenpatienten nur dann einen Zuschuß geben, wenn die Leistung durch einen Kassenarzt erbracht wird, privatärztliche Leistungen gleicher Art dürfen nicht erstattet werden. Einen medizinischen Grund hat diese Regelung nicht.

Die üblichen Kosten einer Ayurvedabehandlung bei Hepatitis sind wesentlich geringer, als die heute übliche Interferonbehandlung. Laut einer Umfrage in der Zeitschrift „Tägliche Praxis" kostet die Interferontherapie ca. 25.000 DM pro Jahr. Die ayurvedische Therapie kostet dagegen nur ca. 5.000 DM im

Jahr. Es wäre deswegen auch im Interesse der Krankenkassen, z.B. in einem Modellversuch die ayurvedische Therapie mit der Interferontherapie zu vergleichen.

Ayurvedische Therapien sind recht individuell und den heute üblichen statistischen Methoden schwer zugänglich. Die Hauptschwierigkeit besteht in der Medikamentenversorgung. Einige pflanzliche Mittel, die auch in der Ayurvedamedizin verwendet werden, sind in Deutschland erhältlich. Die Mehrzahl der ayurvedischen Mittel sind aber Pflanzenmischungen, die in Deutschland nicht zugelassen sind und darum importiert werden müssen. Die Kosten für diese Mittel muß der Patient selbst tragen oder er muß versuchen, eine Kostenübernahme mit seiner privaten Krankenkasse auszuhandeln. Die gesetzlichen Krankenkassen sind hier aber schwer zu überzeugen.

Es ist zu hoffen, daß die guten Erfolge in der Lebertherapie durch Ayurveda doch eines Tages dazu führen werden, daß die Kosten durch die Krankenkassen voll übernommen werden.

Fallbeispiele

Zum Schluß nun noch einige Fallbeispiele, die die verschiedenen Aspekte der ayurvedischen Therapie der Hepatitis zeigen.

Fall 1

Der Patient ist ein junger Mann von 29 Jahren. Nach einem schweren Verkehrsunfall im Alter von 14 Jahren mußten ihm mehrere Blutkonserven gegeben werden. Neun Wochen nach diesen Bluttransfusionen wurde eine Non-A-Non-B-Hepatitis festgestellt. Die Hepatitis C war damals noch nicht bekannt. 1989 wurde die Diagnose einer chronischen Hepatitis gestellt, nachdem die Transaminasen immer höher gestiegen waren. Eine Leberpunktion konnte wegen der zahlreichen Verwachsungen nach dem Verkehrsunfall nicht durchgeführt werden. 1992 wird eine chronisch aktive Hepatitis C diagnostiziert. 1993 wird eine Interferontherapie empfohlen, mit der 1995 begonnen wird. Der Patient leidet unter erheblichen Nebenwirkungen: Gliederschmerzen, Abgeschlagenheit, massive Konzentrationsstörungen, Angstzustände, schließlich Wahnvorstellungen. Er bricht die Interferontherapie nach fünf Monaten ab.

1996 Beginn der ayurvedischen Therapie. Unter dieser Therapie normalisieren sich die Transaminasen. Die vorher immer wieder auftretenden Durchfälle klingen ab. Jede Art von Streß aber – Sorge um den Arbeitsplatz, Partnerschaftsprobleme – schlagen sich in einer Erhöhung der Transaminasen nieder, deshalb macht der Patient zusätzlich Yogatherapie. Der Patient ist jetzt in der Lage, Streßsituationen zu bewältigen; die Transaminasen sind nun bis auf einen leicht erhöhten Bilirubinwert im Normbereich. Der Patient ist zuversichtlich, geheilt zu werden.

Fall 2

Wie wichtig die ganzheitliche Therapie ist, zeigt dieses Beispiel: Der Patient ist 44 Jahre alt und leidet an einer chronischen Hepatitis B. Eine Interferontherapie lehnt er ab.

Wahrscheinlich war die Großmutter Virusträgerin, da mehrere Familienmitglieder entweder eine Hepatitis B durchgemacht haben, oder an einer chronischen Hepatitis B leiden.

Der Patient ist ein hoher Beamter in der Europäischen Union und muß aus beruflichen Gründen sehr viel reisen und an Empfängen teilnehmen. Deswegen ist es schwierig, die Diät einzuhalten und Streßsituationen zu vermeiden oder krankheitsgemäß mit ihnen umzugehen. Die Zusammenhänge wurden dem Kranken genau erklärt. Er versucht, die Diät einzuhalten und möglichst ohne Streß zu leben. Dennoch zeigten die Transaminasen bei jedem „Fehler" erhöhte Werte.

Der Patient ist jetzt fast zwei Jahre bei mir in Behandlung. Er hat immer besser gelernt, die Krankheit mit Diät und Ordnungstherapie zu bekämpfen, so daß die Transaminasen normal wurden und die anfangs sehr hohe Viruslast bis Ende 1997 unter die Nachweisgrenze sank.

Im Januar 1998 verstarb plötzlich der Bruder des Patienten. Dieser seelische Schock, zusammen mit der Notwendigkeit die alte Mutter zu stützen, brachten wieder sehr hohe Transaminasewerte. Der Patient wurde medikamentös und mit intensiven Entspannungsübungen und Gesprächstherapie behandelt. Inzwischen sind die Transaminasen wieder weitgehend normal. Offensichtlich wurde trotz der negativen PCR der Virus nicht vernichtet; sofern das Immunsystem funktionsfähig ist, dürfte aber kein größerer Schaden entstehen.

Durch die ayurvedische Therapie ist als Nebeneffekt bei dem Patienten der seit Jahrzehnten bestehende Heuschnupfen verschwunden.

Fall 3

Die 45jährige Patientin leidet an einer Hepatitis C. Die Diagnose wurde im September 1996 gestellt und mit einer Interferontherapie begonnen. Als gravierende Nebenwirkung stellten sich schwere Depressionen ein. Die Transaminasen und die Viruslast konnten durch Interferon nicht normalisiert werden. Im April 1997 lehnte die Patientin eine weitere Interferontherapie ab. Danach stiegen zunächst die Transaminasenwerte an.

Nach Beginn der ayurvedischen Therapie sanken jedoch die Werte zur Norm hin. Auch die Thrombozyten, die vorher sehr niedrig waren, erholten sich wieder. Streßsituationen verkraftet auch diese Patientin sehr schlecht, die erhöhten Transaminasenwerte, die vorher bestanden, wurde jedoch nie wieder erreicht. Die Patientin fühlt sich wohl und ist wieder arbeitsfähig.

Fall 4

Die Patientin ist 27 Jahre alt und kam Ende 1997 zur Behandlung. Nach einer Auslandsreise nach Sri Lanka bekam sie eine Durchfallerkrankung und anschließend eine Hepatitis mit allen typischen Symptomen wie Fieber, Gelbsucht, Abgeschlagenheit, etc. Die Blutuntersuchung ergab stark erhöhte Transaminasen (GOT 970!). Im weiteren Verlauf wurde die Diagnose einer Hepatitis C durch entsprechende Laborbefunde bestätigt. Es handelte sich um eine Hepatitis C/Genotyp 1A. Die von außerhalb vorgeschlagene Interferontherapie lehnte die Patientin ab, zumal man auch auf einer Leberbiopsie bestand.

Deswegen kam die Patientin zu uns. Unter der ayurvedischen Therapie normalisierten sich die Blutwerte sehr rasch, und die Patientin wurde bis zum Frühjahr 1998 völlig beschwerdefrei. Die Transaminasen waren wieder normal. Eine erneute kostspielige PCR-Untersuchung wurde auf Wunsch der Patientin zurückgestellt, zumal diese Untersuchung für die ayurvedische

Therapie nicht wichtig war. Eine Kontrolle ist aber trotzdem in einigen Monaten vorgesehen, um die Heilung zu bestätigen.

Manchmal gibt es einen solch schnellen Erfolg, aber das ist nicht die Regel.

Fall 5

Die Patientin ist 57 Jahre alt und leidet an einer chronischen Hepatitis C. Die Diagnose wurde 1995 gestellt. Die Patientin verweigerte eine Punktion der Leber; sie kam deshalb zur ayurvedischen Therapie, bei der ja nicht unbedingt eine vorherige Punktion erforderlich ist. Gleichzeitig bestand eine Entzündung der Schilddrüse. Zu Beginn der Behandlung waren die Transaminasen hoch (GOT 344, GPT 233). Sie gingen im Verlauf von vier Monaten auf den Normwert zurück; die Patientin fühlte sich wieder wohl, die Leistungsfähigkeit war deutlich gebessert.

Nach vier Monaten zeigte sich plötzlich ein massiver Anstieg der Transaminasen, die Patientin litt unter starkem Krankheitsgefühl und bekam vom Hausarzt die Noteinweisung in eine Klinik. In der Klinik glaubte man zunächst an einen akuten Schub der Hepatitis. Die sofort durchgeführte PCR war jedoch negativ (Viruslast unter der Nachweisgrenze). Dann vermutete man ein toxisches Geschehen, ausgelöst durch die phytotherapeutische Behandlung der Hepatitis. Eine genaue Untersuchung der Phytotherapeutika am toxikologischen Institut der Universität Mainz ergab keinerlei Hinweis auf eine Giftigkeit.

Der Zustand der Patientin besserte sich ohne eine spezifische Therapie innerhalb von zehn Tagen. Nach 14 Tagen wurde erneut eine PCR durchgeführt, die jetzt wieder positiv war. Weil die Patientin gleichzeitig unter Schmerzen und Hautausschlag klagte, wurden auch die Antikörper auf Herpes zoster überprüft. Diese waren eklatant angestiegen. Es ist zu vermuten, daß der rapide Anstieg der Transaminasen durch die gleichzeitige Herpes Zoster-Infektion bedingt war. Im weiteren Verlauf der

Behandlung sanken die Transaminasen wieder auf den Normwert; die Schilddrüsenhormonwerte normalisierten sich ebenfalls, die Patientin fühlt sich wieder leistungsfähig und wohl.

Dieser letzte Fall zeigt, daß nicht nur Streßsituationen einen akuten Schub herbeiführen, sondern auch zusätzliche Infektionen wie Erkältungskrankheiten die Hepatitis C verschlimmern können. Die jährliche Grippeimpfung sollte deswegen unbedingt durchgeführt werden Sehr zu empfehlen ist auch die Impfung gegen Hepatitis A und B.

Anhang

Glossar

Begriffe aus der Schulmedizin

Alkalische Phosphatase (AP): ein Enzym, das auch für den Knochenstoffwechsel wichtig ist. Spaltet unter basischen Bedingungen Phosphat ab. Ist die Leberausscheidung gestört, tritt dieses Leberenzym ins Blut über, steigt dort an und kann so nachgewiesen werden.

Aminosäuren: Eiweißstoffe, die aus Verbindungen langer Ketten organischer Säuren bestehen. Diese Eiweiße werden in der Leber umgebaut mit Hilfe von Enzymen.

Blutplasma: die Flüssigkeit des Blutes ohne weiße und rote Blutkörperchen.

Blutserum: die Flüssigkeit des Blutes ohne die weißen und roten Blutkörperchen und ohne die Faktoren für die Blutgerinnung.

Bilirubin: Abbauprodukt des roten Blutfarbstoffes. Wird in der Leber erzeugt und mit der Galle ausgeschieden. Hilft bei der Fettverdauung im Darm und gibt dem Stuhl (und z.T. dem Urin) die gelbe Farbe. Bilirubin tritt bei einer Leberausscheidungsstörung ins Blut über und färbt bei weiterem Anstieg zuerst die Augen, dann die Haut gelb (Gelbsucht).

Cholesterin: eine Fettverbindung. Grundsubstanz für verschiedene Hormone. Es wird in der Leber verarbeitet und zum Teil als Gallensäuren mit der Galle in den Darm ausgeschieden.

Colitis ulcerosa: chronische, meist in Schüben verlaufende Entzündung der Darmschleimhaut.

Compliance: Einwilligung und Bereitschaft zur Mitarbeit.

DNA: (Desoxyribonukleinsäure): Jede unserer Körperzellen hat einen eigenen Kern, in dem alle lebenswichtigen Informationen in langen Kettenmolekülen gespeichert sind. Diese langen Kettenmoleküle bestehen aus DNA, dem Erbgut jeder Zelle. Jede Körperzelle, auch fast jede Leberzelle hat dieses Erbgut.

Dysbakterie: durch abnorme Darmbakterienflora hervorgerufener Krankheitsprozeß mit der Bildung von reichlich Fäulnis- bzw. Gärungsprodukten.

Dysenterie: Bakterienruhr oder Amöbiasis

Enzyme: Eiweißkörper, aus Aminosäuren zusammengebaut. Sie beschleunigen Stoffwechselreaktionen im Körper wesentlich. So können ohne hohe Temperaturen alle Stoffwechselvorgänge für die Lebensvorgänge schnell und zuverlässig ablaufen Für jede Reaktion im Körper sind ein oder mehrere bestimmte Enzyme zuständig (Biokatalysatoren).

Freie Radikale: hochaktive Zwischenprodukte des Stoffwechsels, die als Moleküle oder Atome oder als Bruchstücke von Molekülen auftreten und sehr reaktionsfähig sind. Sie sind flüchtig und rufen irreversible Zellschädigungen hervor.

Gamma-GT: (Gamma-Glutamyl-Transferase): ein Leberenzym, das für den Eiweißstoffwechsel und Aminosäuretransport insbesondere der Leber wichtig ist. Ein Anstieg dieses Enzyms spricht für eine Belastung der Leber, es ist aber nicht spezifisch für eine bestimmte Krankheit. Ein Anstieg kann auch nach Alkoholgenuß oder bei Einnahme bestimmter Arzneien erfolgen. Normwerte: Männer bis 28 u/L (Einheiten pro Liter), Frauen bis 20 u/L.

GOT: (Glutamat-Oxalacetat-Transferase): oder neu **ASAT** (Aspartataminotranferase). Enzym, das bei Lebererkrankungen erhöht ist. Normwert: bis 18 u/L.

GPT: (Glutamat-Pyruvat-Transaminase): oder neu **ALAT** (Alaninaminotransferase). Enzym; erhöhte Werte im Serum bei einer Lebererkrankung. Normwert: bis 22 u/L.

Man nennt diese beiden Enzyme auch **Transaminasen**. Sie helfen der Leber bei der Umwandlung von Eiweißen und sind in den Leberzellen enthalten. Bei Krankheiten der Leberzellen sickern sie aus der Zelle ins Blut, wo sie gemessen werden können. Die Höhe der Transaminasen zeigt den Grad des Leberschadens an. Sie sind sehr wichtig für die Beurteilung der Leberkrankheiten.

GLDH: (Glutamat-Dehydrogenase): Auch dieses Enzym ist innerhalb der Leberzelle. Bei einem Zerfall der Zelle tritt es ins Blut über, wo es gemessen werden kann.

*HAV(Hepatitis-A-Virus)-**Antikörper:*** gegen den Hepatitis-A-Virus gerichtete Antikörper, die im Blut nachgewiesen werden können (der „positive", also erfolgreiche Nachweis bedeutet für den Patienten, daß die Antikörper nachgewiesen werden konnten – nicht gleichzusetzen mit günstig oder ungünstig).

HBV-Antikörper: Antikörper gegen den Hepatitis-B-Virus.

HCV-Antikörper: Antikörper gegen den Hepatitis-C-Virus.

Hepathische Encephalopathie: leberbedingte Entzündung des Gehirns.

Hepatitis: Medizinischer Fachausdruck für eine Entzündung der Leber (Hepar).

Inkubationszeit: Zeit von der Ansteckung mit einem Virus oder Bakterium bis zum Ausbruch der Krankheit.

Interferon (IFN): Abwehrstoff. Es gibt verschiedene Sorten (alpha, beta, gamma usw.), die von verschiedenen Abwehrzellen produziert werden. Für die Hepatitits ist das Interferon-alpha wichtig. Es wird von Makrophagen produziert, um einen Virusinfekt zu bekämpfen (Grippe, Hepatitis usw.) Es kann künstlich hergestellt und als Medikament gegeben werden.

invasiv: eindringend.

Ionenkanal: Bezeichnung für ein Membranprotein, das einen ionenspezifischen Kanal durch die Zellmembran bildet. Reguliert die Durchlässigkeit.

Kohlenhydrate: Gruppe von Nährstoffen, die die hauptsächliche Energie liefern, die der Körper zur Arbeit braucht. Dazu gehören verschiedenen Zuckerverbindungen. In Nahrungsmitteln wie Reis, Kartoffeln, Brot usw. am meisten vorhanden.

Kreatinin: Ausscheidungsform von Kreatin: Zwischenprodukt des intermediären Stoffwechsels, wird in Leber und Niere gebildet und als Kreatinin täglich mit dem Harn ausgeschieden.

Laparoskopie: Bauchspiegelung.

Leberzirrhose: Die kranken Leberzellen gehen langsam zugrunde und werden immer mehr durch hartes Narbengewebe ersetzt. Bei diesem narbigen Umbau der Leber schrumpfen auch die Gefäße und die Gallengänge.

Makrophagen: Große Freßzellen. Sie stammen aus dem Knochenmark, wandern in die verschiedenen Gewebe und fressen fremde Erreger und fremdes Material. Sie produzieren eine Vielzahl von Substanzen, auch Interferon.

matched pair analysis: vergleichende Untersuchung zwischen zwei (pair) Menschen mit annähernd den gleichen Voraussetzungen (Alter, Geschlecht, Konstitution, Krankheitsstadium etc.) zur Untersuchung der Wirkung eines Phytotherapeutikums.

negativ: Ein negativer Befund bedeutet nichts Negatives für den Patienten, sondern im Gegenteil, daß der gesuchte Stoff oder Virus nicht nachweisbar ist.

Neurotransmitter: chemische Substanzen, die im Zentralnervensystem und im peripheren Nervensystem eine Erregung weiterleiten.

Nukleinsäure: Aminosäuren, die sich im Zellkern befinden.

parenteral: unter Umgehung des Magen-Darm-Trakts, d.h. durch Injektion oder Infusion.

Pathogenese: Entstehung und Entwicklung von Krankheiten.

Pathophysiologie: Lehre von den krankhaften Lebensvorgängen und gestörten Funktionen im menschlichen Organismus.

PCR: (Polymerase-Kettenrektion): englisch: polymerase chain reaction. Eine Untersuchungsmethode, die es ermöglicht, winzige Viruspartikel so zu vergrößern, daß sie meßbar werden.

Pharmakologie: Wissenschaft von den Wechselwirkungen zwischen Arzneistoffen und Organismus.

Phytotherapie: Behandlung und Vorbeugung von Krankheiten durch Pflanzen, Pflanzenteile und deren Zubereitungen.

Prognose: Heilungsaussicht bzw. Voraussicht auf den Krankheitsverlauf.

Psychoneuroimmunologie: neue medizinische Fachrichtung, die sich mit dem Zusammenhang zwischen Psyche und Immunsystem beschäftigt.

salutogenetisch: gesundheitserzeugend (im Gegensatz zu „pathogenetisch").

Transaminasen: Sehr wichtige Enzyme. Sie helfen bei der Umwandlung der Aminosäuren. Besonders stark in Leberzellen enthalten. Von kranken Leberzellen werden sie ins Blut freigesetzt.

Ursodeoxycholsäure (INN): Gallensäure, die eine Verminderung der Cholesterinsättigung der Galle und eine Auflösung von Cholesteringallensteinen bewirkt.

Begriffe aus dem Ayurveda

Ama: nicht vollständig verdaute Bestandteile des Nährsaftes.

Arogyavardhim: „ein Mittel, das die Gesundheit fördert". Im Ayurveda sehr bekannte Pflanzenmischung gegen Lebererkrankungen.

Caraka Samhita: eines der ältesten Bücher des Ayurveda.

Dekokt: Eine Art Teezubereitung. Mischung verschiedener Pflanzen gegen Lebererkrankungen.

Dhatu: „Erhalter".

Dosha: „Verderber", „Krankmacher", Schlacken.

Gandharma yoga: Musiktherapie.

Ghee: gekochte, geklärte Butter.

Kapha: „Der Schleim", – Aufbau – Schutz – Schmierkraft. Aufbaufunktion für Körpergewebe und Organe. Zuständig für die Festigkeit unseres Körpers und für die Funktion von Magen und Gelenken.

Mala: Ausscheidung.

Panchakarma: „die fünffache Reinigung".

Pitta: „die Galle" – Feuer – Kraft, die für den Stoffwechsel zuständig ist. Pitta ist zuständig für die Verdauung und regelt die Körperwärme, die Sehkraft, Intelligenz und persönliche Ausstrahlung.

Prakriti: die Natur, die Konstitution.

Puruscha: (Seele) das lebendige Prinzip.

Rasa: Nährsaft.

Rasayan: stärkt Rasa. Umsetzung von Rasa in körpereigene Gewebe.

Rasayanpflanze: Pflanze zur Stärkung der Immunabwehr.

Sankya-Philosophie: philosophische Richtung, die Yoga und Ayurveda zugrundeliegt. Von Sakya; Aufzählung.

Schavasan: Begriff aus dem Yoga „Haltung einer Leiche".

Shirodhara: (von Shire – Kopf; Hera – Strahl), Therapieverfahren im Ayurveda, bei dem Öl auf die Stirn gegossen wird.

Swastha-vrita: „gesunde Lebensweise".

Upashaya: Linderung.

Vata: „der Wind" – Bewegung – Transport. Zuständig für den Transport und die Verwertung der Nahrung und für die Ausscheidungen. Außerdem für die Psyche, die Sinnesorgane und die Atmung. Regelt die Funktion des Blutkreislaufs.

Veden: altindische Schriften.

Phytotherapeutika und Pflanzen

botanischer Name	Sanskrit	deutsch:
Aloe Vera	Kumari	Aloe, Bärengalle
Asparagus Racemosus	Satavari	wilder Spargel
Berberis Aristata	Daruharidra	indische Berberitze
Curcuma Longa	Haridra	Gelbwurz
Embelia Ribes Burn.	Vidanga	–
Embelia Officinalis	Amalaki	aschfarbene Myrobalane
Holarrhena Antidysenterica	Kutaja	Kurchi(-rinde)
Phyllanthus Amaurus (Niruri)	Bhumi Amalaki	–
Picrorrhiza Kurroa	Katuka	–
Silybum Marianum	–	Mariendistel
Swertia Chirata	Kiratatikta	Chirettakraut
Terminalia Belerica	Bibhitaka	grüne belerische Myrobalane
Terminalia Chebula	Haritaki	großer oder schwarzbrauner Myrobalanenbaum
Withania Somnifera	Ashwagandha	–

Adressen

Kliniken

Ayurvedaklinik Kassel
Wigandstraße 1
D-34131 Kassel-Wilhelmshöhe
Tel.: 05 61/31 08 99
Fax: 05 61/31 08 83

Selbsthilfegruppen oder Kontaktadressen

Deutsche Leberhilfe e.V.
Gröneberger Straße 42
D-49324 Melle
Tel.: 0 54 22/4 44 99
Fax: 0 54 22/65 68

Selbsthilfegruppe Hepatitis C
c/o Frau Cornelia Marquis
Bergstraße 10
D-66539 NK-Wellesweiler
Tel.: 0 68 21/4 19 32

Selbsthilfegruppe Hepatitis C
c/o Herr Oliver Mehrholz
Manteuffelstraße 27/rechts
D-12203 Berlin
Tel. und Fax: 0 30/8 34 95 12

Hepatitis C im Internet
Homepage
Ingo d'Alquen
http://www.hepatitis-c.de

Sonstige Informationen zu Ayurveda

Medikamente
„Ayoga" (Ayurveda YOga GAnzheitsmedizin)
Ayoga International e.V.
Hemigkofener Straße 17
D-88079 Kressbronn
Tel.: 0 75 43/5 02 07
Fax: 0 75 43/5 03 02

Kostenloser Ratgeber für Leberkranke aus der Reihe „Der
informierte Patient" mit Diätvorschlägen etc. zu beziehen bei:

Falk Foundation e.V.
Leinenweberstraße 5
D-79041 Freiburg i.Br.

Weitere Informationen über Ayurveda sowie Lehrgänge zu
verschiedenen Themen:

Ayurveda-Zentrum München
Volkartstraße 32/0
D-80634 München
Tel. und Fax: 0 89/66 54 93

Literaturverzeichnis

1 *Eisenberg, J.:* Die chronische Hepatitis. Arztzeitschrift für Naturheilverfahren **35**,3 (1994) 166–186.

2 *Häusinger, D.:* HCV-Stand des Wissens. Therapiewoche Spezial August 1996 (Editorial) 3.

3 *Roggendorf, M.:* Diagnostik der Hepatitiden A bis E. Deutsches Ärzteblatt **91** (1994) A–2748ff.

4 *Baumgarten, R.:* Hepatitis B und C: wie schützen, wie die Erkrankung therapieren? Forschung und Praxis **228** (1996) 228ff.

5 *Schüler, A.:* Neue Strategien sind erforderlich. Therapiewoche **30** (1996) 1676

6 *Porst, H.:* Die stille Epidemie. Münchner medizinische Wochenschrift **137** (1995) 698.

7 *Playfair:* Immunologie auf einen Blick. Verlag W. de Gruyter, 1989 S. 32ff.

8 *Jung, M. und Pape, G.:* Therapie der Virushepatitiden mit Interferon. Deutsches Ärzteblatt **91** (1994) 2686 ff.

9 *Jung, M. und Pape, G.:* Virus Hepatitiden. Deutsches Ärzteblatt **91** (1994) 2679.

10 *Jilg, W.:* Gründe für eine generelle Impfung gegen Hepatitis B. Deutsches Ärzteblatt **93** (1996) A3122 ff.

11 *Aul, C. und Schneider, W.:* Klinische Toxizität von Interferonen. Münchner medizinische Wochenschrift **139** (1997) 62.

12 *Okanoue,T., Sakamoto, S. et al.:* Nebenwirkungen einer hochdosierten Interferontherapie bei der chronischen Hepatitis C. J.Hepatol. **25** (1996) 283–291.

13 *Prange, H.:* Interferon-alpha zum Problem der persistierenden Neurotoxizität. Deutsches Ärzteblatt **49** (1994) C2159.

14 *Steffen, M.:* Nukleosidanaloga bei chronischer Hepatitis B und C. Deutsches Ärzteblatt, Heft **47** (1996) A 3117.

15 *Manns, M.P. und Rambusch, E.G.:* Diagnostik der Autoimmunhepatitis. Deutsche medizinische Wochenschrift **121** (1996) 1503–1507.

16 *Krawitt E.L.:* Autoimmune hepatitis. New England J. med. **334** (1996) 897–903.

17 *Charaka Samhita:* 3. Auflage Revidiert:*Vaidya Acharya, J.T.* Verlag Nirnayasagar Press Bombay 1941,. Sutrasthan Kap.1 Vers 41.

18 *Sushrut Samhita:* Edi. Pandit Sudamasharma. Chaukhamba Sanskrit Series Varanasi. 1940 Sutras. Kapitel 1 /15.

19 *Vagbhat:* Ashtanga Hridaya. Verlag G.V. Raghuvanshi Bombay 1983 Sutrasthan Kap.11/1–3.

20 *Charaka Samhita*: 3. Auflage Revidiert:*Vaidya J.T. Acharya.* Verlag Nirnayasagar Press Bombay 1941. Sutrasthan Kap.1 Vers 50–52.

21 *Vagbhat:* Asthanga Hridaya. Verlag G.V. Raghuvanshi Bombay 1983, Sutra Kap. 1 Vers 19.

22 *Susrut Samhita:* Ed. Pandit Sudamasharma, Chaukhamba Sanskrit Series Vanarsi 194o, Sutra Kap.14 Vers 44.

23 *Vaghbat:* wie [19] Sutra Kap. 12 Vers 67/68.

24 *Caraka:* wie Nr. 17, Sutra Kap.11 Vers 37-4o

25 *Tatzky, B. et al.:* Theorie u. Praxis des Hatha Yoga. Verlag Via nova 1995 S. 275 ff.

26 *Vaidya, A.B. und Antarkar, D.S.:* Therapeutic potential of some indigenous drugs for liver diseases. The Indian Practitioner, July 1984 S.669–676.

27 *Caraka:* wie [17] Chikitsa Kap. 16 Vers 99.

28 *Wehmeyer, P.:* Das ayurvedische Heilmittel Liv.52, Lit Verlag Münster, Hamburg 1994.

29 *Caraka Samhita:* wie [17] chikitsasthan Kap.1 Vers 8.

30 *Dahanukar, S. und Thatte, U.:* Ayurveda revisited. Verlag Popular Prakashan Bombay 1989.

31 *Swami Satyanand Saraswati:* Yoga nidra, Bihar school of yoga, Mungir.

32 *Vaghbat:* wie [19] Sutra Kapitel 2 Vers 13.

Stichwortverzeichnis